Le petit livre des *bains de forêt*

Bettina Lemke

Le petit livre des *bains de forêt*

S'initier à la sylvothérapie pour se ressourcer

Traduit de l'allemand par Dominique Autrand

Albin Michel

Avertissement

Les informations et conseils présentés dans ce livre ont été dûment vérifiés. Néanmoins l'auteure et l'éditeur ne pourront pas être tenus responsables des dommages (de toute nature) qui pourraient résulter de l'usage direct ou indirect des méthodes ici décrites. En cas de douleurs importantes, il est recommandé de s'en remettre au diagnostic et aux soins d'un professionnel, médecin ou psychothérapeute.

Vous trouverez des conseils et mises en garde plus spécifiquement aux p. 58 et 93.

Cet ouvrage a été proposé à l'éditeur français
par l'agence EDITIO DIALOG, Michael Wenzel, Lille.

Sommaire

Le bain de forêt en pratique

Les arbres sont des poèmes
que la terre adresse au ciel.

Khalil Gibran

Trouver l'équilibre grâce à la nature

Et s'il existait un lieu où l'on puisse à tout moment trouver détente et repos, où l'on puisse se recentrer et refaire le plein d'énergie et de santé ? Avouez que cela semble trop beau pour être vrai. Et pourtant ce lieu idéal existe : c'est la forêt. Pensez à son atmosphère : d'instinct nous sentons qu'elle nous est bénéfique. Et la plupart d'entre nous ont déjà éprouvé l'effet régénérateur d'une promenade en forêt.

Or la science a désormais confirmé ce que les amis de la nature ont toujours su : la forêt nous fait du bien. Les recherches récentes ont montré qu'elle favorise la sérénité, l'optimisme, les sentiments positifs, et qu'elle a des propriétés médicinales nombreuses et variées dont profite l'organisme humain. Passer du temps sous les arbres fortifie le corps et renforce le système immunitaire, fait baisser la tension et le taux d'hormones du stress.

À partir de la classique promenade en forêt, les médecins japonais ont développé depuis fort longtemps une méthode reconnue de gestion du stress, qui associe à merveille plaisir et effet thérapeutique : le *shinrin-yoku*, en français « bain de forêt », signifie littéralement « respirer l'atmosphère de la forêt » ou « s'immerger dans l'atmosphère de la forêt ». Le principe est celui d'un moment de détente vécu en pleine conscience dans cet environnement relaxant.

Le beau concept de *shinrin-yoku* est basé notamment sur la découverte de substances appelées « phytoncides », qui sont bénéfiques pour la santé et présentes en grandes quantités dans l'air de la forêt. Ces molécules odorantes que les arbres libèrent pour se protéger des parasites ont d'étonnantes propriétés médicinales sur les humains. Au Japon, on est convaincu de l'efficacité de la méthode, au point que des bains de forêt réguliers y étaient recommandés dès 1982 par l'Agence des forêts. Ils étaient officiellement reconnus comme faisant partie de la médecine préventive et les médecins les prescrivaient même sur ordonnance à leurs patients.

La nature n'est pas un lieu
que nous visitons,
elle est notre lieu de vie.

Gary Snyder

Le *shinrin-yoku*, une mode qui dure

Le *shinrin-yoku* a conquis entre-temps les États-Unis et l'Europe. De plus en plus de gens découvrent les bains de forêt. Pour certains, les récents résultats de la recherche sont une belle confirmation de ce qu'ils ont toujours ressenti. Et l'écho grandissant de ce thème dans les médias donne à nombre d'amoureux de la nature une nouvelle raison d'aller en forêt.

Les choses commencent aussi à bouger du côté des autorités et de différentes institutions. Ainsi s'est ouvert en 2016 le premier centre officiel de cure et de soins par la forêt en Europe à Heringsdorf, sur l'île d'Usedom. Et il est désormais possible, dans d'autres régions d'Allemagne, de se former au bain de forêt à l'occasion de séminaires animés par des thérapeutes diplômés, ou de suivre soi-même une formation de thérapeute.

Tout cela n'a rien de surprenant, car les découvertes scientifiques récentes sur les bienfaits de la forêt sur notre santé sont à la fois passionnantes et convaincantes. D'autant qu'elles viennent appuyer notre désir profond d'un rapport intense avec la nature, devenu beaucoup trop rare pour nombre d'entre nous à cause de la vie moderne, citadine et technicisée qui est la nôtre.

Aussi le bain de forêt a-t-il peu de chances de n'être qu'un engouement passager, un phénomène de mode. Il nous offre un merveilleux rappel de nos origines, de nos racines; il nous répète combien nous avons besoin de la nature et quelle énergie créatrice nous pouvons y puiser. Pourquoi devrions-nous renoncer à la forêt – alors que les preuves scientifiques de ses effets thérapeutiques sont là?

Un cadeau pour le corps, pour l'esprit et pour l'âme

Ce qu'il y a de génial avec les bains de forêt, c'est que tout le monde ou presque peut en bénéficier. La France est par chance un pays riche en forêts. Presque un tiers de sa surface est boisé, et la tendance s'accentue, si bien que la plupart des gens ont une zone boisée à proximité de chez eux. Le *shinrin-yoku* convient à tous, même aux adversaires du sport les plus opiniâtres, car il ne nécessite ni connaissance particulière, ni équipement, ni condition physique exceptionnelle. Quel que soit son âge, toute personne qui a la possibilité d'aller dans une forêt peut bénéficier de ses effets positifs. Peu importe qu'on y aille pour se promener, ramasser des champignons, admirer le paysage ou exécuter un parcours sportif: dès que l'on est en forêt, ça y est, le pas décisif est franchi. On respire un air pur, riche en oxygène et en phytoncides, on permet à l'environnement salutaire d'agir sur nous et de nous faire du bien. Un véritable cadeau pour le corps, pour l'esprit et pour l'âme!

*La pleine conscience est
une méthode simple et en même temps
très efficace pour nous intégrer
dans le flux de la vie,
nous remettre en contact
avec notre sagesse et notre vitalité.*

Jon Kabat-Zinn

Plus d'efficacité grâce à la pleine conscience

Le bain de forêt est le moyen de renforcer notre lien avec la nature, sciemment et en pleine conscience. Il se différencie en cela de nombre d'autres activités forestières dans lesquelles l'environnement est plutôt pour nous un cadre ou un décor. Il nous arrive fréquemment d'être dans la forêt mais de nous concentrer sur tout autre chose : sur une performance sportive (comment faire un meilleur temps en joggant ou négocier au mieux un parcours de VTT, par exemple), sur la conversation si nous ne sommes pas seuls, ou tout simplement sur nos pensées qui nous ramènent sans arrêt aux problèmes du quotidien.

Au contraire, quand nous pratiquons le bain de forêt en pleine conscience, il n'y a ni objectif concret, ni but à atteindre. Nous nous entraînons justement à évacuer toute intention, à nous concentrer sur notre respiration, à aiguiser nos perceptions sensorielles, à nous rendre pleinement attentifs à notre environnement, à être dans le moment présent. Et c'est le moyen d'accroître encore les effets bénéfiques de la forêt.

Dans les forêts,
il y a des choses auxquelles
on pourrait réfléchir
des années durant,
couché dans la mousse.

Franz Kafka

Plongée dans un monde fascinant

Ce livre expose les résultats passionnants de la recherche actuelle sur le pouvoir thérapeutique de la forêt, il montre le lien profond que nous entretenons depuis toujours avec les arbres, et suggère toutes sortes de moyens pour s'ouvrir à la nature et s'immerger à fond dans l'atmosphère bienfaisante de la forêt. De nombreux exercices pratiques, qui vont de la respiration contrôlée à la recherche d'un lieu d'énergie, en passant par l'entraînement à la pleine conscience, les techniques de relaxation ou la marche pieds nus, sont autant d'invitations à utiliser sciemment le pouvoir salutaire de la forêt. Vous trouverez aussi dans ce livre des astuces qui vous permettront d'amener la forêt chez vous – par exemple grâce à des exercices de visualisation, à l'aromathérapie ou aux plantes sauvages. De brefs portraits d'arbres de nos forêts vous feront découvrir leurs principales caractéristiques, leur signification symbolique et divers usages possibles. Vous est-il déjà arrivé de goûter directement sur l'arbre les délicats bourgeons d'un tilleul ?

Plongez dans le monde fascinant de la forêt et profitez le plus souvent possible de ses effets bienfaisants et revigorants.

Recommandation: Vous pouvez lire ce livre confortablement installé dans votre canapé ou l'emporter avec vous lors d'une promenade dans la nature, et ainsi consulter sur place les suggestions ou exercices.

Surveille tes pensées,
car elles deviendront tes paroles.
Surveille tes paroles,
car elles deviendront tes actes.
Surveille tes actes,
car ils deviendront tes habitudes.

Le Talmud

Un savoir ancestral au service de notre monde moderne

Le *shinrin-yoku*, reconnu depuis longtemps au Japon comme un élément incontournable de la médecine préventive, utilise un savoir ancestral qu'il met au service de la modernité. Chez nous aussi, il rejoint le désir récurrent qu'éprouvent de nombreuses personnes, exposées au rythme effréné et stressant du quotidien, de se régénérer dans la nature afin de retrouver leur équilibre et de repartir du bon pied. Ce n'est pas étonnant car, selon une statistique de la banque mondiale datant de 2016, plus de 75 % de la population française vit en ville ou dans un environnement urbain. Et ce chiffre s'accroît d'année en année[1].

1. www.factfish.com/de/statistik/stadtbev%C3%B6lkerung%20von%20gesamt

Bien des gens mènent une existence où la saine compensation d'un contact régulier avec la nature est totalement absente. Nous sommes devenus une espèce qui vit la grande majorité de son temps à l'intérieur. Beaucoup d'entre nous ne sortent de chez eux que pour aller travailler ou faire des courses, et même le trajet vers le lieu de travail s'effectue le plus souvent dans un espace clos, voiture ou transport en commun. On nous assène quasi quotidiennement des informations alarmantes sur l'augmentation du taux de pollution de l'air dans nos villes, auxquelles s'ajoutent la cohue, le bruit, l'excès de stimuli et les multiples exigences de notre vie privée et professionnelle. Nous vivons une époque connectée où la plupart d'entre nous sont joignables en permanence par téléphone ou par e-mail, et donc disponibles à toute heure du jour et de la nuit. À la longue, tout cela pèse et peut finir par affecter la santé : le nombre croissant de burn out et de maladies liées au stress en témoigne.

Soyons honnêtes : quand prenez-vous le temps d'aller en pleine nature vous soustraire aux contraintes du quotidien ? Quand autorisez-vous vos poumons à respirer un air pur et sain, et vos yeux à contempler le vert profond d'une forêt, le bleu étincelant du ciel au-dessus des arbres ? Quand vous accordez-vous le luxe de laisser votre âme vagabonder, de faire une pause détente et de recharger vos batteries ?

Nous avons, ancré tout au fond de nous, ce savoir ancestral qui nous dit que l'immersion dans la nature est essentielle à notre bien-être. Hélas, beaucoup de gens oublient trop souvent qu'ils ont besoin de décompresser et de se relaxer dans un cadre de verdure.

Par un jour de beau temps
ou par un jour venteux,
allonge-toi dans la forêt,
et tu sauras tout.

Robert Musil

Dans les pages qui suivent, vous découvrirez les effets surprenants et avérés que la forêt a sur notre santé et notre psychisme. De quoi prouver une fois de plus combien il est important d'écouter notre voix intérieure et de fréquenter aussi souvent que possible cet environnement réparateur et thérapeutique.

Comment la forêt nous soigne

Au Japon, le *shinrin-yoku* est déjà une tradition qui remonte à plusieurs décennies. Depuis que l'Agence des forêts a lancé ce concept dans la forêt d'Akazawa en 1982, de nombreuses autres forêts ont été reconnues officiellement comme centres thérapeutiques. On peut aller s'y promener seul ou en groupe, mais aussi participer à des programmes de santé, et depuis 2004, des études scientifiques intensives révèlent les effets de la forêt sur l'être humain, afin de valider les observations faites de longue date et d'acquérir de nouvelles connaissances. Les universités japonaises ont créé en 2012 un département de recherche consacré à cette question, la « Forest Medicine » ou sylvothérapie[2]. Les

2. Des informations ainsi que des références bibliographiques sur le thème des bains de forêt et de la sylvothérapie sont disponibles sur la page d'informations de la Society of Forest Medicine within the Japanese Society for Hygiene : www.forest-medicine.com

résultats obtenus dans ce domaine n'ont pas tardé à retenir l'attention du monde entier. À juste titre, car ils sont impressionnants. Voici quelques-uns des effets attestés :

Passer du temps en forêt permet :

- de réduire le taux d'hormones du stress,
- de réguler la tension sanguine et le taux de glycémie,
- de prévenir les maladies cardio-vasculaires et le cancer,
- de renforcer le système immunitaire,
- d'aider en cas de maladie des voies respiratoires, d'arthrose, de perturbation du sommeil ou d'hyperactivité.

Dans les pages qui suivent vous seront expliqués plus en détail quelques-uns de ces effets bénéfiques étonnants sur la santé.

C'est seulement dans la forêt
que tout s'est apaisé en moi,
mon âme a retrouvé l'équilibre
et s'est emplie de force.

Knut Hamsun

Renforcement du système immunitaire et prévention du cancer

Le Dr Qing Li, un des plus éminents chercheurs en sylvothérapie à l'université de médecine de Tokyo, a démontré que pendant un bain de forêt l'organisme fabrique trois protéines anti-cancer différentes et augmente sa production de cellules tueuses naturelles, les lymphocytes NK, qui sont capables de reconnaître et de neutraliser les cellules cancéreuses ou infectées par un virus.

Dans le cadre de différentes études, il a envoyé plusieurs groupes de participants effectuer de longues promenades en forêt pendant plusieurs jours consécutifs. Les analyses sanguines ont montré que la multiplication et l'activité des cellules tueuses naturelles avaient été stimulées de manière significative. Selon l'une des études, l'activité des lymphocytes NK avait augmenté de 26,5 % le premier jour, atteignant le deuxième jour, après plusieurs immersions en forêt, le chiffre impressionnant de 52,6 %.

Plus étonnant encore : trente jours après ces promenades en forêt, les lymphocytes NK des participants montraient toujours un taux d'activité assez élevé : l'effet bénéfique est donc durable. Un bain de forêt par mois suffit déjà à accroître l'activité de ces cellules pour une durée de dix jours, donc à favoriser les défenses naturelles du corps et à venir en renfort d'une action ciblée de prévention contre le cancer[3]. Si l'on va se promener en forêt deux jours consécutifs, on obtient un résultat encore meilleur, et qui perdure pendant tout un mois. Aussi le Dr Qing Li nous recommande-t-il d'effectuer au moins deux ou trois fois par mois une promenade de deux heures en forêt.

À fin de comparaison, l'équipe de chercheurs a envoyé un autre groupe de participants se promener en ville avant d'analyser leur sang à leur tour : aucun accroissement du nombre ni de l'activité des cellules NK n'a été détecté dans ce groupe. Les effets positifs sont donc bien dus aux vertus de la forêt.

Le pouvoir des phytoncides

D'où vient ce pouvoir thérapeutique de la forêt ? Des phytoncides que l'on inhale quand on est immergé dans les bois, selon les chercheurs. C'est une sorte d'aromathérapie que l'on s'administre sans le savoir.

---

3. Ces résultats sont tirés de l'article du Dr Qing Li, « Effects of forest bathing trips on human immune function » in *Environmental Health and Preventive Medicine*, 2010, 15(1) : 9-17.

Les phytoncides sont des substances excrétées par les plantes pour lutter contre les insectes, les bactéries et les champignons. Associés à des huiles essentielles, ils sont un moyen de défense face aux prédateurs et autres dangers, mais utilisent en outre toute une batterie de molécules odorantes pour communiquer avec les arbres voisins. Lesquels excrètent à leur tour des phytoncides qui vont les prémunir contre les parasites[4].

Non seulement les arbres, mais les autres plantes également utilisent un système fort complexe de milliers de substances odorantes pour envoyer des messages. Les chercheurs s'emploient à mieux connaître ce phénomène fascinant et à décrypter le langage des plantes. On a déjà recensé à ce jour environ deux mille «vocables végétaux» différents à travers le monde.

Pour l'organisme humain, le cocktail d'odeurs émanant des molécules volatiles que les arbres excrètent constitue également un bouclier d'une grande efficacité. Le Dr Qing Li en a apporté la preuve grâce à une expérience inédite : une série de sujets passent la nuit à l'hôtel. Dans la moitié

---

4. La communication entre les arbres grâce à des substances odorantes est très bien décrite par le garde forestier et ingénieur Peter Wohlleben dans son livre *La Vie secrète des arbres. Ce qu'ils ressentent. Comment ils communiquent*, Les Arènes, 2017.

des chambres, l'air a été enrichi par un mélange odorant de différents terpènes (qui sont des composants de la résine des arbres). Et de fait, les analyses de sang effectuées le lendemain montrent chez ces personnes-là une augmentation notable du nombre des cellules tueuses NK, et de leur activité. L'étude du Dr Qing Li prouve donc que les cellules immunes telles que les lymphocytes NK sont bel et bien stimulées par les terpènes, et que ces substances odorantes exercent leur effet positif sur nous non seulement lors d'une immersion en forêt, mais également si on les isole. D'où l'efficacité d'une aromathérapie pratiquée à la maison avec des huiles essentielles d'arbres de bonne qualité (voir p. 142).

Si la forêt touche à ce point le cœur
des hommes, c'est moins par sa beauté
que par ce petit quelque chose
d'ineffable, cette texture de l'air,
cette aura émanant des vieux arbres,
qui transforment et régénèrent
si merveilleusement un esprit las.

Robert Louis Stevenson

Un air riche en oxygène

On le constate chaque fois qu'on est en forêt : l'air y est particulièrement vif, pur et odorant. Ce parfum épicé provient, comme nous l'avons vu, des huiles essentielles produites par la végétation. L'air de la forêt est aussi particulièrement riche en oxygène, grâce à la grande quantité de feuilles dont le pigment vert, la chlorophylle, permet la photosynthèse. Les feuilles utilisent l'énergie lumineuse du soleil, le gaz carbonique de l'air et l'eau pour synthétiser des matières organiques qui viendront nourrir l'arbre. L'oxygène produit au cours de ce processus est en quelque sorte un résidu de ce phénomène chimique. Il est rejeté dans l'air par de petits orifices situés sous les aiguilles des conifères et sous les feuilles.

L'air de la forêt contient 90 % de particules de poussière en moins que celui des villes, car les feuilles et les aiguilles filtrent une grande partie des polluants, poussières et pollens. Rien d'étonnant donc si nous y respirons beaucoup mieux que dans les zones à forte concentration urbaine et nous y sentons beaucoup plus en forme. Bien évidemment, cet environnement salutaire est particulièrement bénéfique en cas de maladie des voies respiratoires.

Cependant l'air n'est pas le même dans toutes les forêts. Sa composition varie en fonction des essences d'arbres et de leur répartition.

Les résineux produisent des terpènes antibactériens et fongicides. L'air est parfois saturé de ces substances, si bien que la pollution globale est notablement réduite. Aussi est-ce un environnement particulièrement indiqué pour les allergiques et doté d'un puissant effet énergisant. Les feuillus ont plutôt un effet calmant et apaisant.

Effet anti-stress et hypotenseur

Les effets que produit la forêt sur notre corps, notre esprit et notre âme sont multiples. La science continue à creuser la question et l'on est curieux de savoir quelles découvertes vont nous apporter les prochaines années. Voici quelques autres exemples des bienfaits que nous retirons de la forêt.

Une immersion en forêt permet de compenser beaucoup d'émotions négatives contre lesquelles il nous faut lutter sans arrêt. Ainsi la forêt réduit-elle les sentiments de peur, de colère et de déprime. De manière générale, elle revitalise et se révèle un anti-stress efficace. Le Dr Qing Li a montré par exemple que les hormones de stress que sont le cortisol et l'adrénaline baissent de 50 % après une seule journée passée en forêt[5].

---

5. Dr Qing Li, « Effects of forest bathing trips on human immune function » in *Environmental Health and Preventive Medicine*, 2010, 15(1) : 9-17.

Des chercheurs britanniques ont établi que cinq minutes en forêt produisent déjà un effet relaxant. Les promenades à travers bois améliorent non seulement l'humeur mais l'estime de soi[6]. D'autres études attestent de leur effet positif sur la créativité, la concentration et l'acuité de la perception.

Autre effet important : la sylvothérapie favorise la production par le corps de substances cardio-protectrices, elle ralentit le pouls et peut même faire baisser le taux de glycémie de sujets diabétiques, ainsi que l'a montré le Dr Ohtsuka Yoshinori de l'université d'Hokkaido[7].

Une étude menée par des chercheurs coréens révèle d'autres bénéfices pour la santé à mettre au crédit de la forêt. Quarante-trois femmes d'un certain âge ont été envoyées faire une promenade d'une heure en forêt. Un groupe témoin de dix-neuf femmes est allé, lui, se promener en ville pendant la même durée. À l'arrivée, on a mesuré chez les participantes du premier échantillon une baisse significative de la tension artérielle, une capacité pulmonaire accrue et

---

6. Neubauer, K., « Warum Waldspaziergänge so gesund sind » (Pourquoi les promenades en forêt nous font tant de bien), *Spiegel online*, 2014. www.spiegel.de/gesundheit/psychologie/waldspaziergaenge-warum-sie-fuer-koerper-und-geist-gesund-sind-a-952492.html
7. Park, B.-J., *et al*, « Effects of the forest environment on Physiological Relaxation », *Nova Biomedical Verlag*, 2013.

une plus grande élasticité artérielle. Dans le second groupe, vous vous doutez du résultat : aucun changement notable[8].

> *La forêt doit agir en nous pour nous redonner accès à nous-mêmes.*
>
> Erich Hornsmann

Voir la forêt nous soigne déjà

Une immersion en forêt nous fait un bien fou, ses effets physiques et psychiques sont impressionnants. Mais ce qui est plus étonnant, c'est que le simple fait de regarder la forêt est déjà salutaire.

Yoshifumi Miyazaki, directeur adjoint du Centre pour l'Environnement, la Santé et les Sciences agronomiques à l'université de Chiba, au Japon, et l'un des leaders avec le Dr Qing Li dans le domaine de la sylvothérapie, a réussi à prouver par exemple que le taux des hormones de stress

8. Neubauer, K., *loc. cit.*

baisse de manière importante chez des sujets qui regardent une forêt… en photo[9].

Les arbres favorisent aussi la guérison des patients hospitalisés, ainsi que l'a montré une autre expérience intéressante. Des patients qui peuvent voir des arbres depuis leur lit d'hôpital se rétablissent plus vite après une opération et ont besoin de moins d'antidouleurs que les malades d'un groupe témoin dont la fenêtre donne sur un mur.

Surprenants aussi sont les résultats d'une expérience à grande échelle menée au Canada en 2015 auprès des habitants de la ville de Toronto. Une équipe de scientifiques autour d'Omid Kardan de l'université de Chicago a établi le fait suivant : moins il y a d'arbres dans l'environnement où habitent les gens, plus grand est le risque pour eux de développer des problèmes circulatoires, un diabète ou une hypertension artérielle. Cette étude prend en compte l'accès aux soins médicaux et d'autres facteurs socio-économiques. La présence, modeste, de dix arbres par pâté de maisons suffit à

---

9. Park, B.-J., *et al.*, « The physiological effects of Shinrin-yoku (taking in the forest atmosphere or forest bathing) : evidence from field experiments in 24 forests across Japan. » in *Environmental Health Preventive Medicine*, 2010, 15(1) : 18-26. www.ncbi.nlm.nih.gov/pmc/articles/PMC2793346/?_escaped_fragment_=po=19.4444

réduire de façon significative les risques des habitants en matière de santé.

La recherche n'a pas établi à ce jour à quelles interactions précises entre les humains et les arbres il faut attribuer ces résultats. On soupçonne cependant que la présence d'arbres à proximité des habitations réduit le stress et favorise l'activité physique[10].

Selon nos connaissances scientifiques actuelles, il ne fait aucun doute que les bienfaits de la forêt sur notre santé sont multiples. Si le Japon a joué pendant plusieurs décennies un rôle de précurseur en matière de sylvothérapie, les pays occidentaux se penchent eux aussi désormais sur les vertus thérapeutiques des arbres. Et qui sait, peut-être le bain de forêt sera-t-il prescrit un jour par nos médecins et intégré dans le programme des cures thermales. Mais il n'est heureusement pas nécessaire d'attendre jusque-là. Nous avons tous la possibilité de nous faire du bien en nous exposant régulièrement à l'atmosphère de la forêt.

---

10. Kardan, O., *et al.*, « Neighbourhood greenspace and health in a large urban center » in *Scientific Reports 5*, 11610 : www.nature.com/articles/srep11610

Le mythe de la forêt

De tout temps, les arbres et les forêts ont inspiré de nombreux mythes.

Dans la plupart des cultures, les arbres sont le symbole de la vie et de la Création, source de force, de sagesse et de connaissance. Ainsi dans la mythologie nordique, le frêne Yggdrasil représente le cosmos. Il est l'axe de l'univers, qui relie le ciel, la terre et le monde souterrain. Il est le garant de la Création. S'il tombe, tout s'écroule avec lui. Aujourd'hui encore, le frêne demeure un symbole de vie et de force.

Pour les anciens Germains, la forêt entière était un temple. Ils venaient y chercher une proximité plus grande avec leurs dieux. Ils considéraient beaucoup d'arbres comme des êtres sacrés. Ainsi honoraient-ils par exemple le chêne, le frêne, le noisetier, de même que le sureau et le genévrier.

Le bouddhisme lui aussi peuple la forêt de divinités, et il est bien connu que c'est sous l'arbre de Bodhi que Bouddha atteignit l'illumination.

L'arbre de la vie et de la connaissance figure en bonne place dans la culture chrétienne, puisqu'on le trouve dans le récit biblique de la Création. Et l'on pourrait citer une foule d'autres exemples : partout dans le monde, les mythes cosmogoniques accordent une place centrale aux arbres.

Par sa longévité impressionnante, son port altier et sa hauteur, l'arbre a quelque chose d'archétypique que les hommes sur la planète entière ont toujours ressenti et exprimé. Leurs racines les ancrent profondément dans le sol, leurs branches tendent vers le ciel, et ils relient ainsi symboliquement le monde d'en haut et celui d'en bas. Illustrant le cycle éternel des saisons, ils incarnent la vie, mais aussi son caractère éphémère, et la mort.

Commençons par mieux
comprendre où sont les sources
véritables du bonheur,
afin de fonder sur elles
les priorités de notre vie.

Tenzin Gyatso, XIVe dalaï-lama

À nos yeux d'humains, ils ont une importance aussi symbolique qu'existentielle. Ils produisent l'oxygène qui est indispensable à notre vie. On peut dire qu'ils nous alimentent dès notre premier souffle et nous en tirons tout au long de notre vie de précieuses ressources : du bois de chauffe ou de construction jusqu'aux fruits et aux médicaments, en passant par le papier.

Malgré ce lien particulièrement étroit que nous avons par nature et depuis toujours avec les arbres, la forêt obscure et pleine de dangers apparaissait à nos ancêtres comme un lieu inquiétant, qui a inspiré à l'imagination des hommes nombre de contes et de légendes. La croyance populaire en a fait le repaire d'une foule de créatures des ténèbres, loups, sorcières et autres êtres fabuleux, tous plus mal intentionnés les uns que les autres.

C'est seulement au XIXe siècle qu'on s'est mis à voir dans la forêt un possible lieu de retraite et de détente permettant de fuir la vie trépidante et la saleté des villes en plein développement. En Allemagne, on entretient depuis cette époque un rapport particulier avec la forêt. L'amour des Allemands pour leurs forêts a commencé avec leur glorification par les romantiques. Des poètes comme Joseph von Eichendorff, Novalis ou Heinrich Heine ont vanté le charme des promenades solitaires et idéalisé la mystérieuse et sublime beauté de la forêt.

Certes, nous n'en avons plus aujourd'hui la vision idyllique des romantiques, mais nombre d'images archétypales transmises par notre histoire culturelle sont encore gravées en nous. Certaines positives, comme celle de l'arbre protecteur et nourricier, surtout lorsqu'il est isolé, mais aussi d'autres, plus sombres, concernant la forêt vue comme un rassemblement d'arbres menaçants. Tous ceux qui ont eu l'occasion de marcher en pleine nuit dans une forêt d'un noir d'encre connaissent cette sensation de malaise qu'on éprouve assez vite – même si l'on ne croit plus aux sorcières et autres farfadets.

La dimension symbolique des arbres continue à jouer un rôle important dans notre vie quotidienne. Les brefs portraits consacrés à différents arbres qui poussent dans nos régions vous en diront plus. Commençons par le bouleau. Les autres portraits sont répartis tout au long du livre.

Rien pour moi n'offre
une meilleure illustration
du monde et de la vie
que l'arbre.
Je pourrais passer ma journée
à méditer devant un arbre,
devant un arbre et sur l'arbre…

Christian Morgenstern

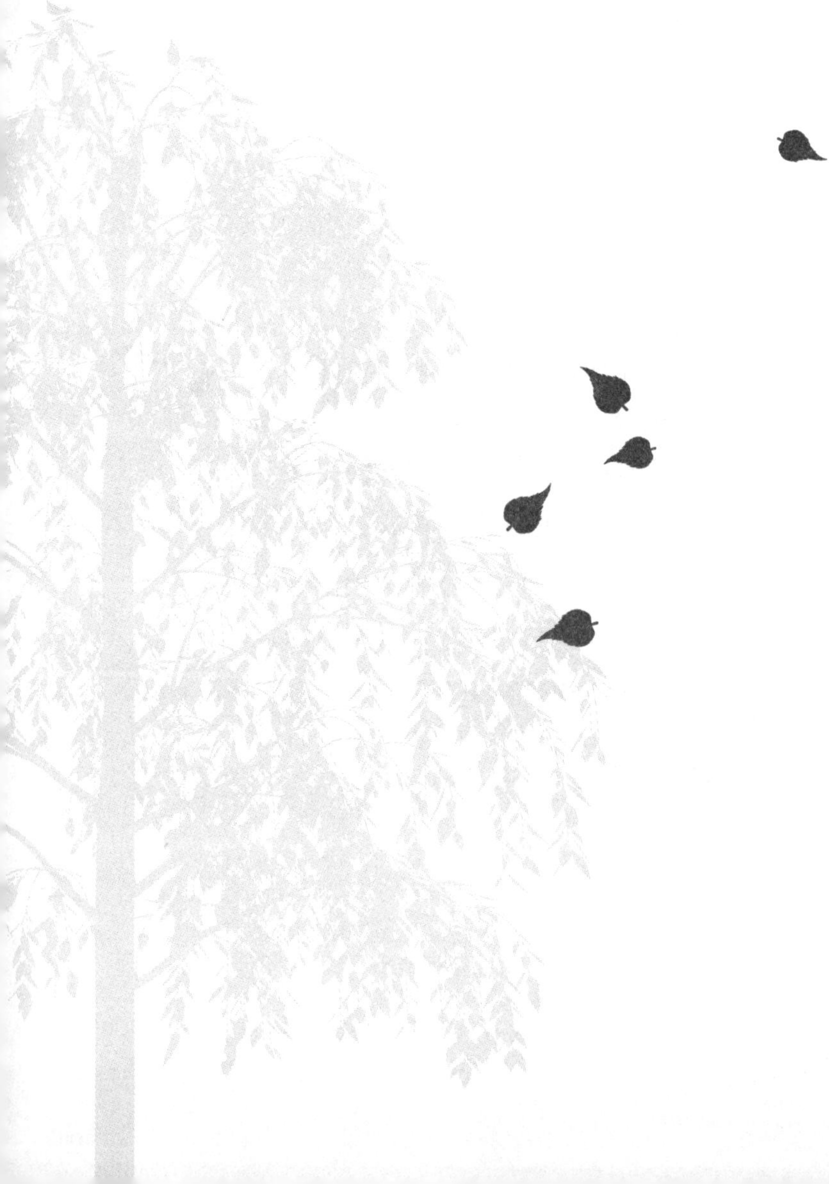

Le bouleau, beauté gracile

Le jeune et frêle bouleau, avec son tronc élancé d'un blanc brillant et ses tendres feuilles vertes, est l'image même de la jeunesse et de la croissance. C'est l'arbre du printemps, de la naissance, de la vie et de la joie. Il a besoin de beaucoup de lumière mais se montre peu exigeant par ailleurs.

Les bouleaux se plaisent sur des sols humides, dans les clairières et dans les marais, mais ils s'accommodent aussi de lieux plus secs. Les feuilles d'un bouleau adulte laissent s'évaporer de quarante à soixante-dix litres d'eau par jour. Chiffre qui peut aller jusqu'à quatre cents litres en cas de forte chaleur estivale. Ces arbres peuvent atteindre trente mètres de haut et vivent cent vingt ans au maximum.

Un symbole de renouveau et de fécondité

Le bouleau était le premier caractère de l'alphabet celtique (qui associait les arbres et l'écriture), car on lui associait l'idée d'un nouveau départ. Dans de nombreuses régions d'Europe du Nord persiste aujourd'hui encore la tradition de « l'arbre de mai », le plus souvent un bouleau, symbole de l'éveil de la nature ainsi que de la fertilité, que l'on décore et installe au centre du village.

Propriétés médicinales

Le bouleau purifie le sang et la peau, il a des vertus anti-inflammatoires et diurétiques. Il stimule la vessie et les reins et favorise en outre la capacité d'élimination de la peau.

L'infusion de feuilles ainsi que l'eau de bouleau (la sève) sont recommandées en cas de rhumatismes, d'arthrite, de goutte, de lithiase urinaire ou rénale, de même que dans le traitement de diverses maladies de peau, ou comme lotion capillaire contre les pellicules et la chute des cheveux.

L'infusion de feuilles de bouleau

Les feuilles doivent être cueillies en avril ou en mai. C'est l'époque où elles contiennent le plus de substances médicinales. On récolte les bourgeons encore poisseux que l'on fait sécher sur un torchon, sur une grille ou, avec précaution, dans le four.

Pour préparer une infusion de feuilles de bouleau, verser une tasse d'eau bouillante sur deux cuillerées à café de feuilles séchées et laisser infuser quelques minutes.

Conseil pratique pour les amateurs de plein air :
Même mouillée, l'écorce de bouleau constitue un excellent bois d'allumage.

Rendez-vous avec la vie

Passer du temps en forêt nous fait du bien, c'est une certitude, que l'on y aille pour se promener, pour courir, pour chercher un joli endroit où faire son yoga ou méditer. L'essentiel est de s'accorder le temps nécessaire et de s'échapper régulièrement, au lieu de se laisser chaque fois détourner de son projet par d'autres préoccupations, qui sur le moment nous paraissent plus importantes.

Trop souvent, nous nous laissons accaparer par les multiples obligations du quotidien et repoussons à plus tard notre immersion dans la nature. Pas le temps aujourd'hui, pensons-nous, trop de travail, sans compter la longue liste des choses que nous nous sommes promis de faire. Ainsi nous obligeons-nous à courir d'un rendez-vous à l'autre, et à remplir au maximum des journées toujours trop courtes.

Mais trop c'est trop, le stress et l'activité frénétique nous font perdre de vue l'essentiel – l'arbre cache la forêt, si j'ose dire ! –, et beaucoup d'entre nous passent outre à leur besoin de détente et de repos, qui est pourtant une nécessité absolue dans ce cas. Car c'est justement quand la tension et le surmenage minent nos forces qu'une petite pause en forêt peut nous aider à respirer, à lever le pied et à refaire le plein d'énergie.

Efforcez-vous de prendre régulièrement du temps pour vous et accordez-vous des bains de forêt si vous en avez envie. Faites-leur une place dans votre emploi du temps, notez-les dans votre agenda et donnez une priorité absolue à ces rendez-vous avec vous-même. Cessez de repousser à plus tard cette fameuse sortie en forêt. Remettre sans arrêt au lendemain les pauses et les moments de détente est une des erreurs fatales qui enferment bien des gens dans le piège du stress – et, si la suractivité dure trop longtemps – peuvent les conduire au burn out.

N'oubliez jamais de prendre soin de vous et accordez-vous des pauses salutaires de détente en forêt. Si vous y arrivez, vous aurez fait un pas décisif et le gain en bien-être sera immense. Car un rendez-vous avec la forêt, c'est un rendez-vous avec la vie.

Combien de temps avez-vous passé dans la nature la semaine dernière ? Si vous aviez le choix, combien de bains de forêt aimeriez-vous vous accorder la semaine prochaine ? Est-ce que quelque chose vous en empêche vraiment ou bien êtes-vous décidé à réaliser ce projet ?

Je m'en allais dans les bois
Parce que je voulais vivre sans hâte
Et sucer toute la moelle de la vie
Pour ne pas découvrir
à l'heure de ma mort
Que je n'avais pas vécu.

Henry David Thoreau

Le hêtre, élégance et clarté

Le hêtre commun peut vivre en moyenne jusqu'à deux cent cinquante ans. Son tronc lisse et argenté en fait un arbre clair et élégant, qui peut atteindre une hauteur de cinquante mètres. Dans la partie supérieure, ses branches se ramifient pour former un large éventail, un toit végétal épais qui protège des rayons du soleil le tronc très mince en comparaison, et les racines qui courent à la surface du sol.

D'autres arbres comme les chênes, les pins ou les érables poussent mal dans l'environnement immédiat des hêtres car la lumière insuffisante empêche les plantules de se développer. C'est la raison pour laquelle les forêts d'Europe centrale, œuvre de la nature sans grande intervention humaine, sont principalement composées de hêtres. Mais le hêtre est présent chez nous aussi.

Le bois de hêtre, d'un blanc rougeâtre, est dur et lourd, et très apprécié comme bois de chauffage car il contient peu d'eau. Il est utilisé aussi en menuiserie et pour fabriquer les traverses de chemin de fer.

Conseils de consommation

Entre quarante et quatre-vingts ans, les hêtres produisent leurs fruits à coque triangulaire, couleur de châtaigne : les faines, qui mûrissent à l'automne et font le régal des sangliers, des écureuils et des oiseaux. Le tanin de ces fruits contenant une substance légèrement toxique, la « fagine », la consommation de faines non transformées peut provoquer chez l'homme des troubles digestifs. Pour neutraliser la fagine, il suffit par exemple de passer les fruits épluchés à la poêle quelques minutes. Les jeunes feuilles tendres du hêtre peuvent en revanche être consommées telles quelles, en salade ou comme accompagnement.

Sécurité et réconfort

Dans la symbolique des arbres, le hêtre incarne la sécurité, la sagesse et le réconfort. On peut trouver refuge auprès de lui pour se renforcer émotionnellement. Il représente en outre la connaissance du passé, du présent et de l'avenir.

Une source d'inspiration pour Gutenberg

C'est après avoir gravé une lettre dans du bois de hêtre et l'avoir enveloppée ensuite dans du papier que Johannes Gutenberg imagina la presse à imprimer. En effet, lorsqu'il sortit la lettre en bois de son emballage, il remarqua qu'elle avait laissé une empreinte sur le papier. Cette observation le conduisit de fil en aiguille à l'invention de l'imprimerie. Les savants ne s'accordent toujours pas sur la question de savoir si les mots allemands « Buch » (livre) et « Buche » (hêtre) ont la même étymologie.

Le mot « Buchstabe » (« lettre » en allemand) remonte vraisemblablement aux runes, ces caractères que les Germains gravaient dans des branches de hêtres (« Buchen-stäbe »).

Le bain de forêt

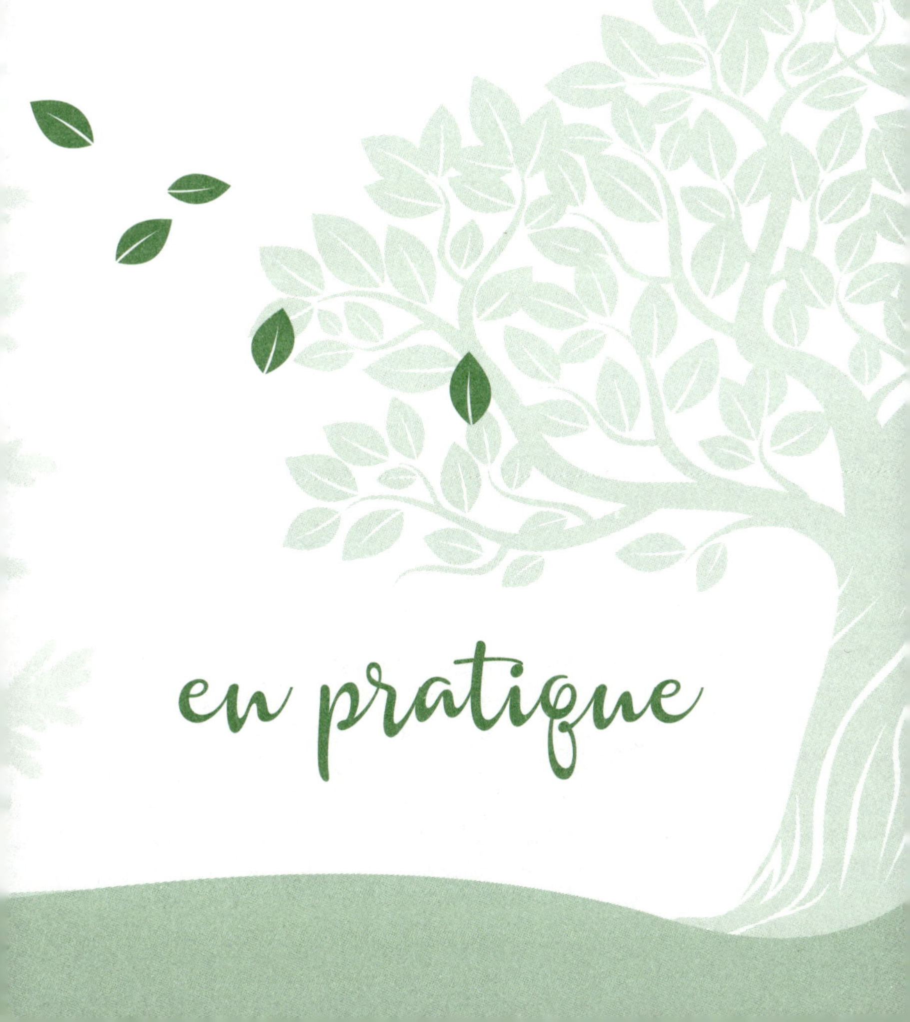

en pratique

L'immersion, les bases

Le bain de forêt, sous sa forme la plus simple, consiste à aller se promener tranquillement dans les bois, à profiter de l'air pur et de la marche dans cet environnement bienfaisant et à laisser agir la nature. Pour cela, rien de particulier à faire, et aucun préparatif spécial. Passer du temps en forêt aura de toute façon sur vous un effet régénérateur. Vous en sortirez requinqué et l'esprit libéré.

Pour jouir pleinement de l'expérience et en tirer un bénéfice maximal, il suffit de respecter quelques recommandations d'ordre général.

J'étais en mon âme
comme avec une grande forêt.

Paul Claudel

Une tenue vestimentaire feel-good

Choisissez des vêtements confortables, qui vous laissent une grande liberté de mouvement, et soient bien sûr adaptés à la saison et à la météo – blouson et pantalon imperméables s'il pleut, sans oublier un gilet ou un pull, car il fait toujours plus frais sous les arbres. Veillez aussi à être bien chaussé pour avoir le pied sûr. Les chemins et sentiers de forêt peuvent se révéler plus ou moins praticables. Il faut opter pour des chaussures résistantes, imperméables et antidérapantes. On peut évidemment marcher en sandales ou en tennis sur certains sentiers peu accidentés. Si vous connaissez déjà la zone où vous allez vous promener, le simple bon sens vous indiquera la tenue adéquate.

Remarque : Il y a malheureusement de plus en plus de tiques dans nos forêts, qui peuvent être le vecteur de maladies graves comme la méningo-encéphalite à tiques (MET) ou la maladie de Lyme. Renseignez-vous pour savoir si c'est le cas dans votre région, et portez plutôt des vêtements clairs, sur lesquels les petites bêtes sont plus faciles à repérer. Prenez la précaution de remonter vos chaussettes par-dessus vos jambes de pantalon. Vérifiez régulièrement vos chaussures et jambes de pantalon pendant la promenade et, lorsque vous serez rentré, soumettez vos vêtements et votre corps à une inspection méticuleuse. À titre préventif, vous pouvez utiliser une huile essentielle de cumin noir ou encore une huile aromatique à base d'essence de girofle qui, appliquées sur la peau et les vêtements, ont un effet répulsif sur les tiques. Si par malchance vous êtes tout de même mordu, retirez la tique avec une pince spéciale (tire-tique) et prenez un avis médical.

L'espace de l'esprit,
là où il peut ouvrir ses ailes,
c'est le silence.

Antoine de Saint-Exupéry

Le luxe d'être injoignable

Éteignez votre téléphone portable quand vous êtes dans la forêt. Soyez injoignable. La plupart des gens ont pris l'habitude de regarder leur téléphone toutes les cinq minutes. Quasiment aucun d'entre nous ne résiste à la tentation de lire tout de suite les SMS qu'il reçoit, ou de vérifier qui appelle si le téléphone sonne – même s'il ne compte pas prendre l'appel.

Outre les innombrables diversions qu'ils suscitent dans notre vie quotidienne, les téléphones portables omniprésents découpent en quelque sorte notre attention en séquences très courtes. Et cela à longueur de journée. Au travail comme à la maison. Si bien que l'esprit ne cesse de sauter d'un pôle à un autre, sans jamais prendre le temps de se fixer sur quoi que ce soit.

Une immersion en forêt nous offre une occasion merveilleuse d'échapper à cette fébrilité et à cet écartèlement intérieur pour se recentrer sur soi. Luttez contre la tentation de regarder votre portable. Libérez-vous de l'obligation d'accéder sans cesse aux dernières informations et de vous mettre à jour toutes les cinq minutes. Si cela vous paraît difficile, ne vous contentez pas de mettre votre téléphone sur silencieux, éteignez-le – ou laissez-le carrément à la maison. Ne pas être à l'écoute, pour une fois, c'est un luxe et ça fait du bien.

Jeter du lest

On peut considérer la lisière de la forêt comme une sorte de frontière, car en la franchissant on pénètre pour ainsi dire dans un autre monde. Certaines personnes préfèrent commencer à se détendre et se libérer l'esprit avant même d'entrer dans cet autre univers. Elles cherchent à se délester de ce qui leur pèse psychiquement et émotionnellement pour pouvoir mieux concentrer leur attention sur l'expérience de la forêt.

Pour d'autres, il est plus facile de se libérer de leurs soucis et de leurs problèmes une fois qu'elles sont dans les bois, au milieu des arbres, parce que c'est là qu'elles se sentent en sécurité. Pour le dire de façon imagée, elles apportent à la forêt tout ce qui les encombre et le déposent en elle – au moins pour un temps. Faites l'essai vous-même, voyez ce qui fonctionne le mieux dans votre cas.

Laissez le bain de forêt devenir votre moment de bien-être à vous, et libérez-vous sciemment des pensées négatives, de la fébrilité et du stress, afin de pouvoir vivre pleinement l'expérience et le moment présent.

Dans les chapitres qui suivent, vous trouverez des exercices de détente et de lâcher-prise qui vous aideront à vous déconnecter du quotidien, et beaucoup d'autres conseils pour vous exercer à la pleine conscience. Que vous pratiquiez la méditation sur le souffle ou que vous préfériez vous concentrer sur vos expériences sensorielles, ce sont des exercices qui exigent un esprit clair et apaisé.

Décontracter les épaules et la nuque

- Cherchez un endroit agréable à proximité de la forêt, à sa lisière, ou bien entrez dans les bois et choisissez-vous un emplacement qui convienne pour les exercices suivants.
- Détendez-vous et décontractez vos membres en secouant quelques instants vos bras et vos jambes.
- Placez-vous ensuite jambes un peu écartées (la distance entre les pieds correspondant à la largeur des hanches), les genoux légèrement pliés, et faites rouler vos épaules vers l'avant, doucement, plusieurs fois, puis plusieurs fois vers l'arrière.
- Tournez maintenant avec précaution la tête vers la droite, le regard au-dessus de votre épaule droite, dirigé vers le lointain. Si vous êtes assez

souple, vous pouvez essayer de regarder derrière vous. Puis ramenez la tête et faites le même mouvement dans l'autre sens, vers la gauche. Regardez par-dessus votre épaule gauche, et un peu plus loin derrière si vous pouvez.

- Ramenez la tête et baissez-la légèrement. En rapprochant doucement le menton de la poitrine. Le dos reste bien droit. Aucune tension dans les épaules. Relevez lentement la tête et inclinez-la cette fois doucement en arrière, vers la nuque. Le regard vers le ciel.
- Ramenez la tête en avant et le menton vers la poitrine, et décrivez un cercle avec votre tête : par-dessus l'épaule droite, en arrière vers la nuque, par-dessus l'épaule gauche, puis vers l'avant. Recommencez deux ou trois fois, puis changez de sens et décrivez à nouveau deux ou trois cercles, mais en tournant dans le sens inverse des aiguilles d'une montre (d'abord l'épaule gauche, puis la nuque, etc.).

Remarque : Effectuez toujours ces exercices en douceur, sans forcer. Soyez à l'écoute de votre corps, de ses blocages éventuels, et n'allez pas jusqu'au bout du mouvement si vous constatez une résistance ou une tension. Plus vos séances d'assouplissements seront fréquentes, plus ce sera facile.

Vous pouvez à présent, si vous le désirez, passer à l'exercice suivant.

Lâcher prise

- Installez-vous dans la même position que précédemment : debout, jambes écartées (largeur des hanches), épaules détendues.
- Regardez droit devant vous ou baissez légèrement les yeux, en direction du sol. Si vous vous sentez stable et à votre aise, vous pouvez aussi fermer les yeux.
- Respirez trois fois lentement, à fond,

en inspirant par le nez et en expirant par la bouche. À chaque expiration, dites-vous intérieurement : « Je lâche prise. » Sentez en même temps que vous vous délestez de toutes les tensions, de tout ce qui vous encombre.

- Respirez encore une fois à fond, et terminez l'exercice par un sourire.

Cet exercice de lâcher-prise peut également être effectué dans une position plus confortable, assis ou allongé.

La paix de la nature
va s'infiltrer en vous
comme les rayons du soleil
pénètrent les arbres.
Le vent va vous insuffler sa fraîcheur
et les orages leur énergie,
en même temps que les soucis tomberont
comme les feuilles à l'automne.

John Muir

Se connecter

Quand vous entrez dans la forêt, préparez-vous à être attentif, et plus que cela. Préparez-vous intérieurement à éprouver de nouvelles sensations, à vivre des expériences inédites. Si vous arrivez à ralentir un peu le carrousel effréné de vos pensées – par exemple grâce aux exercices de détente et de lâcher-prise que nous venons de voir –, il vous sera plus aisé d'amener votre esprit vers le moment présent. Déplacez votre attention, dirigez-la vers ce qui se passe dans votre environnement immédiat. De cette façon, vous entrerez plus facilement en connexion profonde avec la forêt aussi bien qu'avec vous-même. Éprouvez ce que c'est que d'être centré sur soi-même et de percevoir en même temps les impressions variées qu'offre la forêt. Plongez-vous, tous les sens en éveil, dans cet univers merveilleusement vivant.

Que ton esprit soit aussi calme
qu'un étang dans la forêt.
Qu'il soit aussi limpide
que l'eau qui ruisselle des montagnes.
Si tu laisses reposer une eau boueuse,
elle s'éclaircira.
De même, si tu laisses reposer
ton esprit troublé, la chose à faire
t'apparaîtra clairement.

Bouddha

Le chêne, Sa Majesté des bois

Les chênes peuvent atteindre cinquante mètres de haut et vivre plus de mille ans. Ils acquièrent en croissant une silhouette caractéristique : des branches très ramifiées, retombantes, noueuses, une couronne d'une largeur impressionnante, avec un tronc qui devient tortueux dans les hauteurs.

Autrefois, les glands tombés constituaient une source de nourriture importante pour les cochons domestiques qu'on emmenait paître dans la forêt. Pour les hommes également, les glands riches en protéines et en hydrates de carbone représentaient un aliment précieux. Une fois débarrassés de leurs puissants tanins, ils remplaçaient la farine ou le café.

Le cœur du bois de chêne est extrêmement dur et résistant, aussi est-il très apprécié comme bois de construction, pour les bateaux, pour la fabrication des tonneaux ou des lattes de parquet.

Symbole de vie perpétuelle

Le chêne symbolise les origines de l'homme mais aussi la vie perpétuelle. On le considère en outre comme l'arbre de la sagesse et de la force. Il protège, incarne l'endurance, la constance, la volonté et la patience.

Dans nombre de cultures préchrétiennes, le chêne était vénéré pour sa beauté imposante, majestueuse et son grand âge. La zone entourant les vieux chênes était perçue comme chargée d'énergie et d'ondes positives, on l'érigeait en lieu de culte.

Pour les Germains, le chêne était un arbre sacré, qu'on n'avait pas le droit d'abattre et qu'on désignait comme « Sa Majesté des bois ». Dans la mythologie romaine, le chêne était consacré à Jupiter. Les Celtes célébraient de nombreuses cérémonies dans des bosquets de chênes sacrés. D'où la désignation des prêtres celtes, les druides, comme « hommes des chênes ». Ils allaient en forêt, la sixième nuit du solstice d'hiver, cueillir sur des chênes le gui sacré, buisson toujours vert sur un arbre apparemment mort, auquel ils attribuaient des vertus médicinales, si ce n'est miraculeuses.

La justice a longtemps été rendue sous des chênes, c'est d'ailleurs ainsi que l'imagerie populaire représente le roi Saint Louis. Des chênes marquaient souvent les limites des terres des seigneurs. Le chêne est devenu l'emblème de l'Allemagne au XVIIIe siècle, notamment grâce au poète Friedrich Gottlieb Klopstock. L'amour de la liberté ou la fierté inébranlable sont des qualités associées au chêne et que l'on s'octroie volontiers à soi-même.

Propriétés médicinales

En raison de sa forte teneur en tanins, l'écorce de chêne est préconisée sous forme de bain pour combattre les maladies de peau, ou en infusion en cas de problèmes gingivaux, de maux de gorge, de troubles gastriques ou intestinaux.

Immobile étais-je,
arbre parmi les arbres,
Sachant la vérité de choses
jusqu'alors ignorées.

Ezra Pound

Le pouvoir du souffle

Une promenade en forêt est pour nos poumons l'occasion idéale de faire le plein d'air pur. D'absorber un maximum d'oxygène et de précieux phytoncides. On peut encore augmenter l'effet par des exercices respiratoires ciblés.

Le stress et la nervosité font que, dans la vie quotidienne, notre respiration est souvent superficielle. Du coup, nous n'inhalons pas assez d'oxygène, d'où un manque d'énergie qui accroît encore la tension. Chez beaucoup de gens, ce phénomène s'installe et la respiration superficielle devient un état permanent.

Le bain de forêt est une excellente occasion de s'entraîner à respirer plus profondément grâce aux exercices décrits ci-dessous, que vous pouvez naturellement pratiquer aussi à la maison ou ailleurs. Choisissez au début des endroits où vous ne serez pas dérangé. Quand vous aurez un peu plus l'habitude, vous n'éprouverez plus aucune difficulté à rester concentré sur vous et sur votre souffle, même dans des lieux animés. Vous constaterez quelle détente et en même temps quelle force on retire de cette technique toute simple, qui restaure immédiatement notre équilibre et nous remet dans le flux de la vie.

Concentrons-nous sur notre souffle,
inspirons, expirons,
et étreignons un bel arbre :
nous voilà au ciel.

Thich Nhat Hanh

Une respiration profonde et fluide

Voici un exercice à faire pendant au moins trois minutes. Mais vous pouvez le prolonger à votre guise.

- Mettez-vous debout, à votre aise, ou bien trouvez un endroit où vous pouvez vous asseoir en gardant le dos droit. Par exemple un tronc d'arbre tombé, une pierre ou un rocher.
À défaut, installez-vous par terre, en tailleur – de préférence sur une serviette ou un autre

support que vous aurez apporté. Si vous faites du yoga, vous pouvez aussi choisir la posture du lotus ou du demi-lotus. Décontractez les épaules, tenez la tête bien droite et posez vos mains à plat sur votre ventre.

- À présent, amenez votre attention sur votre souffle. Respirez à plusieurs reprises en inspirant par le nez et en expirant par la bouche.
- Pendant l'inspir, comptez jusqu'à cinq dans votre tête, puis relâchez le souffle par la bouche en comptant de nouveau jusqu'à cinq. À la fin de l'expir, faites une courte pause, puis inspirez à nouveau, en comptant encore jusqu'à cinq.
- Répétez l'exercice en essayant de donner à votre respiration un rythme bien régulier.
- La prochaine inspiration, vous irez la chercher au fond du ventre et vous observerez comment votre ventre se dilate peu à peu. Sentez le mouvement sous vos mains. Pendant ce temps, comptez à nouveau jusqu'à cinq, très régulièrement.
- Expirez et sentez votre ventre redevenir plat : un – deux – trois – quatre – cinq – une courte pause, puis nouvelle inspiration et ainsi de suite.

Remarque : S'il est plus confortable pour vous de compter seulement jusqu'à trois ou quatre lorsque vous inspirez et expirez, pas de problème. Certaines personnes manquent de souffle au début quand elles essaient d'aller jusqu'à cinq. Vous devez toujours veiller à votre bien-être et ne pas trop exiger de vous. Faites des essais, et voyez par vous-même le rythme qui vous convient le mieux. L'objectif est d'aboutir à une respiration fluide, paisible et régulière. L'exercice aura alors un effet vraiment relaxant et régénérant sur le corps et sur l'esprit.

Prolonger le flux

Une variante de cet exercice respiratoire consiste à expirer chaque fois un peu plus longtemps qu'on a inspiré. Si par exemple vous avez compté jusqu'à cinq précédemment, prolongez maintenant votre expir, comptez jusqu'à six en gardant le même rythme, et renouvelez : inspir, je compte jusqu'à cinq, expir, jusqu'à six, petite pause et on recommence.

Dès que la sensation devient agréable, vous pouvez allonger la phase d'expir en comptant intérieurement jusqu'à sept, puis augmenter petit à petit et aller ainsi jusqu'à dix.

Remarque : Veillez à toujours vous sentir à votre aise. Si vous avez l'impression de manquer de souffle, interrompez l'exercice et reprenez une respiration normale. Adopter ce rythme respiratoire inhabituel exige un peu de pratique au début. N'allongez les phases d'expir que lorsque vous êtes suffisamment accoutumé pour que ce soit agréable.

Si distrait que tu sois,
apprends à surveiller ton souffle.

Bouddha

Dans son livre *Le Tao de la respiration*, Dennis Lewis montre comment, par notre souffle, nous entrons en connexion avec nous-mêmes et avec notre environnement. « Dans l'expiration totale, nous nous vidons. Nous laissons sortir non seulement du gaz carbonique, mais aussi de vieilles tensions, concepts et émotions. Dans l'inspiration totale, nous nous renouvelons, non seulement avec de l'oxygène, mais aussi avec de nouvelles impressions de tout ce qui est en nous et autour de nous. Les deux mouvements de la respiration dépendent de l'« espace vide » qui se trouve au centre de notre être. C'est la sensation de cet espace intérieur (et du silence) – que l'on peut parfois ressentir dans la pause qui se fait entre l'expiration et l'inspiration – qui est la voie vers l'inconnu. »[11]

---

11. Lewis, D., *Le Tao de la respiration*, Éditions Le Jour, Montréal, 2007, p. 132.

*Qui a parcouru la forêt puis,
ayant touché le ciel,
est revenu poursuivre sa vie
sous forme d'arbre?*

Miodrag Pavlovic

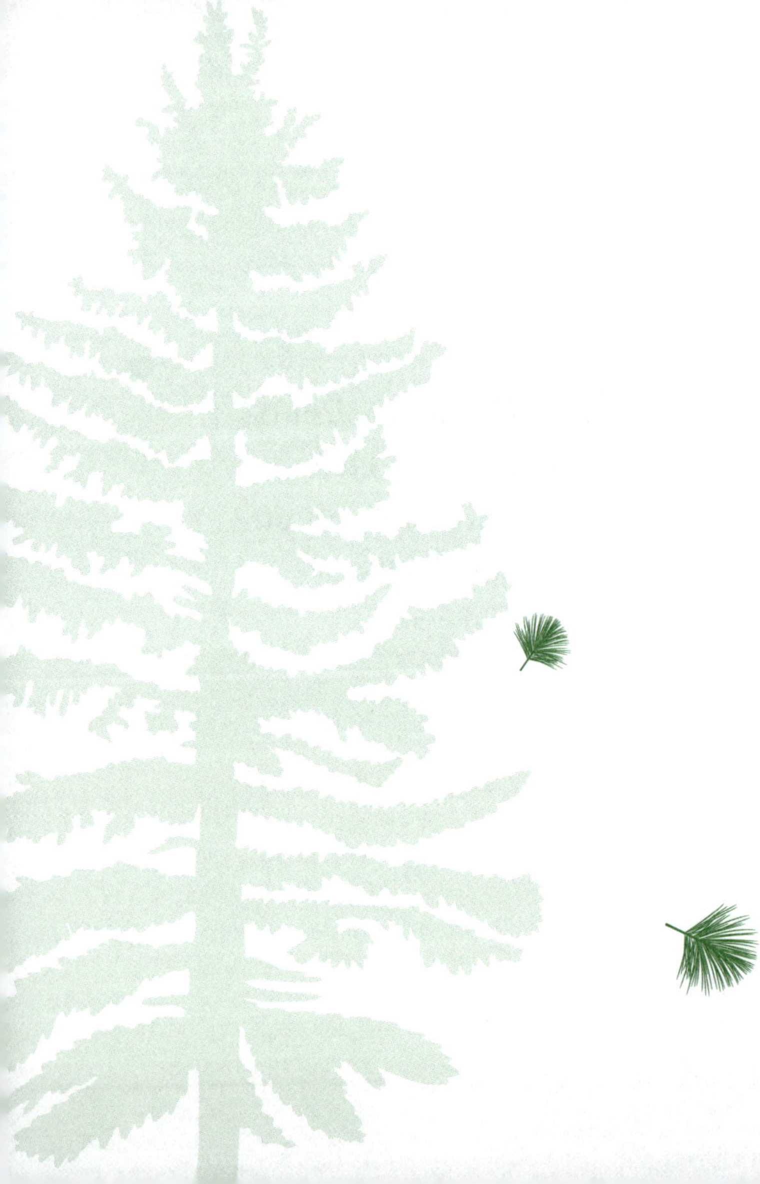

Le mélèze, robustesse et lumière

Cet arbre peut atteindre quarante mètres de haut et vivre plus de six cents ans. Il pousse relativement vite, a besoin de beaucoup de lumière et s'accommode bien des sites montagneux. C'est pourquoi on le trouve jusqu'à deux mille mètres d'altitude.

Le mélèze a une place à part parmi les conifères, puisqu'il est le seul qui perd, à l'automne, ses aiguilles devenues jaunes. Elles se transforment en un précieux humus qui génère une flore riche et variée.

Le mélèze a le bois le plus lourd et le plus dur parmi les conifères européens, et une teneur élevée en résine. Il est très résistant, aussi l'utilise-t-on volontiers en menuiserie extérieure, pour les bardeaux, les revêtements, les encadrements de portes et de fenêtres.

Un refuge contre le manque de confiance en soi

Le mélèze a une aura bienveillante et lumineuse, il raffermit les gens timides et qui manquent de confiance en eux. Il rend optimiste et insouciant et libère des préjugés les plus tenaces. Le parfum du mélèze facilite la respiration, aidant ainsi à dissiper l'appréhension face à ce qui est nouveau ou incertain. Autrefois, on offrait aux enfants des pommes de mélèze en guise de talisman, pour les rendre plus confiants et sûrs d'eux.

Propriétés médicinales

C'est de la résine de mélèze que l'on extrait ce qu'on appelle « la térébenthine de Venise », utilisée pour combattre la toux et les affections des voies respiratoires. En raison de ses propriétés anti-inflammatoires et cicatrisantes, elle aide à soigner nombre de maladies de peau. Elle favorise en outre la circulation sanguine et on l'emploie contre les rhumatismes. On peut préparer une infusion à partir des extrémités des jeunes pousses tendres récoltées de mars à mai.

L'infusion de mélèze

Verser un quart de litre d'eau bouillante sur deux cuillerées à café de jeunes pousses de mélèze vert tendre. Laisser infuser dix minutes puis passer, et sucrer à votre guise avec du miel.

L'huile essentielle de mélèze

Utilisée dans une lampe aromatique ou un diffuseur, c'est une huile très douce, bien supportée même en cas de fragilité des bronches. Son inhalation dilate les voies respiratoires, mais pas seulement. Elle agit également sur l'étroitesse d'esprit, si bien qu'elle aide à acquérir une vision des choses plus ouverte, plus tolérante.

Ivresse des sens

Les humains sont des créatures éminemment sensitives. Pourtant ceux d'entre nous qui vivent en ville sont submergés quotidiennement par une telle abondance de stimuli qu'ils sont plutôt obligés de s'en défendre. Trop de sollicitations visuelles – les lumières, les néons, les panneaux publicitaires –, le bruit omniprésent des voitures, la puanteur des gaz d'échappement, les foules qui se pressent dans les couloirs du métro, et partout le gris des façades, le bitume – trop peu de vert. Tel est le lot quotidien de la majorité d'entre nous.

Quel contraste agréable nous offre le calme de la forêt ! Elle nous invite à ouvrir à nouveau tous nos sens, à aiguiser notre perception et à nous abandonner à une délicieuse et authentique ivresse sensorielle.

La nature fait les choses sans se presser, et pourtant tout est accompli.

Lao Tseu

Luxe et volupté pour les yeux

Commençons par la vue, le sens considéré en général comme le plus développé chez l'homme. Regardez tranquillement ce qui se présente à vos yeux tandis que vous marchez dans la forêt ou que vous êtes assis dans un endroit agréable. Quelles couleurs, quelles formes, quelles matières pouvez-vous identifier ? Combien de nuances différentes de vert ? Qu'est-ce qui bouge, qu'est-ce qui est immobile ?

Apprenez à voir les détails. Observez le dessin délicat d'une toile d'araignée, l'architecture complexe d'une fourmilière, le va-et-vient affairé des abeilles, les formes particulières des mousses, des lichens et des plantes, les feuilles à bord lisse ou découpé, les fleurs délicates, le bois pourrissant des arbres tombés, les branches qui s'entremêlent, la silhouette imposante des grands arbres.

Faites comme si vous étiez un naturaliste d'un autre continent qui pénètre pour la première fois dans une forêt européenne. Comme si tout cela était pour vous une découverte.

Votre expérience visuelle devient alors une grande aventure. Débarrassez-vous de votre façon habituelle de considérer la nature et jouissez de cette profusion délicieuse qui s'offre à vos yeux.

Le chant de la forêt

Se concentrer de temps en temps sur ce qu'on entend est aussi passionnant que de collecter des impressions visuelles. Asseyez-vous ou allongez-vous à votre aise dans un endroit qui s'y prête ou bien restez debout, adossé à un arbre, et fermez les yeux. Prêtez attention à tous les bruits, proches ou lointains, qui pénètrent dans vos oreilles. Écoutez la voix de la forêt, le bruissement du vent dans les arbres, les chants d'oiseaux, le vrombissement des insectes. Entendez les branches qui craquent et grincent, la chute d'une pomme de pin ou, par temps de pluie, les gouttes d'eau légères tombant sur le feuillage. Peut-être y a-t-il un ruisseau pas loin, que trahit un léger gargouillis ? Peut-être que vous pouvez aussi percevoir les battements d'ailes d'un oiseau qui passe ? Aiguisez votre perception auditive, prêtez l'oreille à toutes les histoires que la forêt vous raconte.

La forêt incite à l'écoute.

Hermann Hesse

Respirer le monde

Ainsi que nous le verrons plus loin dans le chapitre sur l'aromathérapie, les odeurs sont capables, en l'espace de quelques fractions de seconde, de déclencher en nous des sentiments et des humeurs (voir p. 142). Pour cet exercice, concentrez-vous sur votre odorat. Avancez lentement et laissez-vous happer par les arômes que vous percevez en marchant.

Humez la senteur fraîche des aiguilles de pin, des feuilles et des herbes, les notes épicées de la résine et des champignons, les parfums multiples des fleurs, délicats ou capiteux, mais aussi les relents de moisi des arbres pourrissants ou l'odeur fétide de la valériane. Laissez-vous envoûter par les arômes agréables et soyez attentif à ce qu'ils déclenchent en vous. Telle ou telle senteur réveillera peut-être un lointain souvenir. Pensez aux arbres qui, à cet instant même, communiquent avec leurs semblables. Êtes-vous capable de percevoir leurs messages olfactifs ? Détectez-vous différentes essences ?

Tous ces exercices aiguisent les sens et accentuent la conscience de l'instant présent. Un merveilleux entraînement à la pleine conscience. Consacrons-nous à présent à notre quatrième sens et lançons-nous dans une exploration tactile de la forêt.

Voir avec les mains

Le toucher, dans la forêt comme ailleurs, nous ouvre à une autre dimension, qui n'a rien à voir avec ce que nous percevons par la vue, l'odorat ou l'ouïe. La texture des écorces, des feuilles, des fougères, des fleurs et des fruits des bois, des pierres, des mousses et des herbes est d'une variété infinie. Enfants, nous voulions toujours toucher à tout. C'est une impulsion naturelle, nous avons besoin de « saisir » le monde autour de nous. Sentir avec les mains nous apporte de nouvelles informations, tactiles, qui renforcent notre connexion avec la forêt.

Allez-y carrément, n'hésitez pas à redevenir l'enfant qui explore le monde avec ses mains. Touchez tout ce que vous rencontrez au passage, les bourgeons poisseux des peupliers et le doux pelage des chatons de saule, les aiguilles un peu molles des mélèzes, les cupules des faines hérissées d'épines, les troncs crevassés des chênes. Passez vos doigts sur l'écorce d'un hêtre, puis d'un jeune bouleau et sentez la différence.

Si cette exploration sensorielle de la forêt vous plaît, vous pouvez faire les exercices à deux ou en groupe.

Exercice de groupe : palper les arbres

Partez en forêt à deux ou à plusieurs. Commencez par palper la texture de différents troncs d'arbres en gardant les yeux ouverts. Dans la seconde partie de l'exercice, chaque membre du groupe ferme les yeux à son tour et se laisse guider vers un arbre par les autres. Il essaie alors d'identifier l'arbre rien que par le contact de l'écorce. C'est un exercice que l'on peut faire avec des enfants sous forme de jeu. Celui qui a reconnu le plus d'arbres a gagné.

Crois-moi, car je l'ai vécu,
tu trouveras bien plus dans les forêts
que dans les livres.
Les arbres et les pierres t'enseigneront
ce qu'aucun maître ne te dira.

Bernard de Clairvaux

Pieds nus sur la mousse fraîche

C'est une expérience sensorielle tout à fait particulière que de marcher pieds nus. Délivrez vos pieds de leurs chaussures de temps à autre, quand la température est agréable, et allez marcher un moment pieds nus dans la forêt. Commencez par un endroit où le sol est couvert de mousse.

Avancez lentement, sentez que vous êtes connecté à la terre. Ayez conscience de poser un pied devant l'autre, inspirez et expirez régulièrement et à fond. Concentrez toute votre attention sur vos pieds, et tâtez le sol. Prenez conscience de la texture moelleuse de la mousse. Quelle sensation avez-vous ? Est-ce froid, mouillé, velouté ? Est-ce que ça vous chatouille la plante des pieds, ou est-ce plutôt une caresse ?

Quand vous faites un pas, prenez garde au moment où vous mettez tout votre poids sur un pied, car la mousse peut dissimuler des branches tombées, des épines, des cailloux pointus ou autres menus dangers. Vous constaterez vite que votre attention se focalise complètement sur le sol – c'est pourquoi marcher pieds nus, c'est aussi s'exercer à la pleine conscience.

Après la mousse, expérimentez la marche pieds nus sur d'autres supports. Les débutants peuvent choisir par exemple l'herbe d'une clairière ou un sol sableux.

Une fois que vous avez pris l'habitude de marcher pieds nus, vous pouvez étendre peu à peu le champ de vos expériences. Empruntez par exemple un sentier forestier, marchez sur un tapis de feuilles, un sol glaiseux, des petits cailloux et des racines. Vous pouvez aussi grimper sur un arbre tombé et le parcourir sans perdre l'équilibre.

Mais soyez toujours prudent et ne soumettez pas vos pieds à trop rude épreuve. Prenez tout cela comme un jeu. Si vous vous exercez fréquemment, vous vous habituerez de plus en plus à marcher sur des sols inégaux.

Bienfait collatéral : cette marche constitue un excellent massage de la plante des pieds, qui favorise la circulation sanguine et stimule de nombreux points d'acupuncture.

Remarque : Cette forme de bain de forêt se combine très bien avec l'exercice de pleine conscience « Pas à pas » décrit p. 111.

La plénitude de la vie est dans la paix de l'âme.

Krishnamurti

Le goût des fleurs de noisetier

Partez en excursion culinaire, goûtez la forêt. Nombre de feuilles, de fleurs et de fruits qu'on trouve sur les arbres, arbustes et autres plantes sauvages sont comestibles et offrent de passionnantes expériences gustatives.

Savourez les noisettes, framboises et mûres que vous connaissez déjà. Mais n'hésitez pas à tenter quelques expériences sur des parties de ces plantes auxquelles vous ne vous étiez jamais intéressé et qui ne sont peut-être pas d'emblée aussi appétissantes que les baies et les noix. Vous continuerez de cette manière à aiguiser vos sens. Et qui sait, peut-être découvrirez-vous des délices inconnus ? Vous trouverez ci-dessous quelques propositions et conseils pour une petite promenade de dégustation.

Quelques précautions à prendre :

- La cueillette pour usage privé de plantes sauvages communes est en principe autorisée, du moment qu'il ne s'agit pas d'espèces végétales protégées, que vous ne vous trouvez pas dans une réserve naturelle et que vous ne causez pas de dommages au site. Ne prélevez jamais trop de fleurs ou de feuilles sur un même plant pour ne pas l'affaiblir, et choisissez des spécimens déjà bien développés. Privilégiez pour vos besoins personnels les ressources de votre propre jardin, ou de ceux de vos amis et voisins s'ils n'y voient pas d'inconvénients. Pour une cueillette en forêt, demandez le cas échéant l'autorisation d'un garde forestier ou du propriétaire.

Vous devez en tout état de cause être capable d'identifier la plante avec certitude et être sûr que la partie que vous voulez goûter n'est pas toxique. En cas de doute, n'y touchez pas, car à côté d'un grand nombre de plantes sauvages comestibles, il en existe tout de même quelques-unes qui contiennent un poison violent et qu'il ne faut absolument pas avaler. Si vous n'êtes pas sûr de vous, sollicitez le conseil d'un expert.

Voici quelques idées de tests auxquels vous pouvez vous livrer sans danger :

Les fleurs de sureau

On trouve le sureau noir en abondance en lisière de forêt, dans les clairières et dans les jardins. La consommation des baies de sureau mûres en août ou en septembre est très appréciée, par exemple en sirop, en jus ou en gelée. Veillez à ne pas manger trop de baies crues, car elles peuvent être indigestes. Cuites, on peut les consommer sans risque.

La période de pleine floraison du sureau va de début mai à fin juin. Ses fleurs au parfum suave sont aussi comestibles, on peut les utiliser pour de délicieuses préparations telles que le sirop, la gelée ou le vin de sureau, on peut aussi les incorporer à de la pâte à gâteaux. Ou les ajouter crues à de la salade, de la glace ou d'autres desserts.

Savourez une fleur que vous venez de cueillir comme si c'était un chocolat. Quel goût a-t-elle ?

Attention : Il ne faut pas confondre le sureau noir avec le sureau nain, dont la floraison est beaucoup plus tardive (août-septembre) et qui, lui, est toxique. Ne cueillez que si vous êtes absolument sûr.

Dégustation de feuilles

Les feuilles de nombreux arbres sont comestibles au printemps, quand elles sont encore jeunes et tendres, et on peut les cuisiner. Ainsi les feuilles de bouleau, d'orme, de tilleul, de hêtre et d'érable peuvent être ajoutées à toutes sortes de plats. Par exemple une salade, une poêlée de légumes, du fromage blanc ou encore des œufs brouillés ou au plat.

Partez à la recherche de quelques-uns des arbres que j'ai cités, cueillez quelques feuilles encore tendres et goûtez-les les unes après les autres. Quelles différences sentez-vous ?

Les hélices d'érable

Les fruits ailés (ou samares) des érables peuvent être consommés quand ils sont jeunes. Soit crus, hachés et mêlés à des herbes aromatiques, soit cuits avec une poêlée de légumes, ajoutés à une soupe ou à une potée.

Goûtez un de ces curieux petits fruits fraîchement cueilli. Il faut qu'il soit tendre et jeune – pas plus de deux centimètres de long.

Les fleurs de noisetier

Les noisetiers sont très répandus dans les forêts de feuillus, à la lisière des bois et en bordure des champs. Ils poussent aussi dans de nombreux jardins privés. Chacun connaît et apprécie les noisettes, qui mûrissent en automne.

Mais les fleurs mâles du noisetier sont aussi comestibles. Elles se présentent comme des petites saucisses jaunes d'environ cinq centimètres de long, constituées d'écailles imbriquées. Annonciatrices du printemps, elles pendent des branches dès janvier quand l'hiver est doux. Le pic de la floraison se situe en général entre début février et fin avril. Chaque inflorescence renferme à peu près deux millions de grains de pollen que le vent transporte sous forme de petits nuages de poussière jaune. Les chatons par eux-mêmes sont un peu secs et farineux au goût. Mais on peut les ajouter, moulus, à un sel d'herbes, ou à un chutney en les mélangeant à d'autres épices.

Les jeunes feuilles du noisetier sont également comestibles. La meilleure période pour les cueillir se situe en mars et avril. Crues, elles ont un petit goût de terre et de résine, mais on peut les blanchir comme des épinards, les passer quelques secondes à la poêle ou les farcir comme des feuilles de vigne.

Si ces dégustations insolites vous ont plu, le mieux est de vous procurer un bon guide des plantes sauvages. Ainsi équipé, vous pourrez vous lancer dans de nouvelles explorations gustatives et culinaires.

L'épicéa, arbre de mai aux multiples bienfaits

Les épicéas peuvent atteindre cinq cents ans d'âge et quarante mètres de haut. Ce sont alors des arbres majestueux à l'ample ramure. Ces résineux se plaisent dans les régions à fort taux d'humidité et où les précipitations sont suffisantes. Leur croissance étant relativement rapide et leurs usages multiples – le bois d'épicéa est utilisé en construction, en lutherie et pour fabriquer la pâte à papier –, ils faisaient souvent autrefois l'objet de monocultures intensives. Mais cette culture était exposée aux dégâts importants causés par divers parasites, le bostryche, les champignons ou ces petites mouches appelées némates de l'épicéa, dont les larves rongent les jeunes aiguilles. On a maintenant tiré les enseignements des erreurs d'autrefois et on préconise un peu partout de planter des forêts d'essences mixtes.

Symbole de renouveau

Comme le bouleau dans d'autres régions (voir p. 43), c'est l'épicéa qui est utilisé depuis longtemps en Bavière pour célébrer la tradition de l'« arbre de mai ». Il symbolise le renouvellement et protège du malheur. D'où la coutume de placer un petit épicéa sur le toit d'une maison en construction pour fêter l'achèvement du gros œuvre. Il est censé protéger la maison et ses habitants de tous les maux, et leur apporter chance et félicité.

Propriétés médicinales

L'épicéa stimule la circulation sanguine, il a une action expectorante et antibactérienne. On l'utilise par exemple pour soigner la toux et les refroidissements, ainsi que le lumbago, les douleurs articulaires ou les rhumatismes, mais c'est aussi un remède indiqué contre la nervosité ou l'insomnie.

L'infusion printanière d'aiguilles d'épicéa

Une infusion de jeunes pousses d'épicéa récoltées au printemps a un effet tonifiant. Verser une tasse d'eau bouillante sur deux cuillerées à café de pousses tendres. Laisser infuser dix minutes puis sucrer à votre guise avec un peu de miel. On peut aussi aromatiser cette infusion avec le jus d'un demi-citron.

Une bouffée de fraîcheur sylvestre

Les jeunes pousses d'épicéa viennent ajouter une petite note de fraîcheur à de nombreux plats. Mettez-en quelques-unes dans une salade, une soupe ou un plat de légumes. Lâchez la bride à votre imagination!

Remarque: Prenez éventuellement le conseil d'un médecin, car certains composants de l'épicéa peuvent occasionner des spasmes, en particulier chez les personnes souffrant de coqueluche ou d'asthme.

Le monde vu d'en haut

Remarque : L'activité proposée ci-dessous ne s'adresse qu'aux personnes sportives et qui ont une bonne maîtrise de leur corps. Évaluez d'abord votre forme physique avant de franchir le pas.

Éveillez votre esprit d'aventure et faites une chose que vous n'avez probablement plus faite depuis longtemps : grimper sur un arbre. Cherchez un spécimen qui s'y prête, un arbre vigoureux aux branches suffisamment solides et faciles à escalader. Même si vous pratiquez un sport, ne surestimez pas vos capacités. Ne vous lancez dans cette entreprise que si vous êtes sûr de posséder la technique nécessaire.

La plupart des gens qui, enfants, adoraient grimper aux arbres ou se hisser au sommet des portiques sur les terrains de jeux ne le font plus à l'âge adulte. Il faut avouer que les aires de jeux publiques ne sont généralement pas conçues pour nos acrobaties de grandes personnes. Elles sont même parfois interdites expressément aux adultes… Dans la forêt, en revanche, nous avons assez d'espace pour nous mouvoir comme bon nous semble et nous défouler si l'envie nous en prend. Et pourtant, il ne nous vient généralement pas à l'esprit de faire ce qui nous ravissait autrefois. Ou bien nous nous refrénons parce que cela nous paraît ridicule et « puéril », justement.

Je ne saurais trop vous encourager à partir à la redécouverte de ces plaisirs d'enfance en usant de la forêt comme d'un terrain de jeu. Si vous étiez de ces gamins qui aiment grimper aux arbres et aux portiques, ou si le désir de tenter enfin l'expérience vous titille, eh bien, n'hésitez pas, allez-y. Vous n'êtes pas obligé de monter jusqu'en haut du premier coup.

C'est une sensation géniale que celle des grosses branches qui soutiennent notre poids, nous offrent des prises et nous aident à grimper, du tronc massif que l'on étreint, puissamment enraciné dans le sol. On peut même éprouver une véritable impression de sécurité si l'on trouve une fourche bien stable sur laquelle s'asseoir à son aise et sans risque de glisser ou de basculer. Ainsi nous est-il donné de retrouver, adultes, ce sentiment d'aventure et de liberté que nous avions enfants dans des situations de ce genre.

Sur un arbre, on prend automatiquement de la hauteur par rapport au monde qui est en dessous. On surplombe, on se sent « au-dessus de ça ». De nouveaux points de vue se révèlent à nous et notre horizon psychique s'en trouve lui aussi élargi. Différentes choses nous apparaissent sous un autre angle, et ce changement de perspective peut nous aider à changer d'attitude et à voir autrement notre vie.

Celui qui ne se sent pas assez sûr de lui pour escalader un arbre peut grimper par exemple sur une chaise d'affût, ou s'offrir à l'occasion une promenade sur un « sentier des cimes ». Il s'agit d'un parcours sur une passerelle aménagée parmi les arbres, parfois à plus de vingt mètres de hauteur. Cette activité, développée en Allemagne mais pas encore suffisamment en France, permet d'évoluer au niveau des hautes branches. La passerelle, qu'un ascenseur rend parfois accessible même aux poussettes ou aux fauteuils roulants, aboutit en général à une plateforme d'observation d'où l'on a une vue époustouflante sur la forêt alentour[12].

On ne trouve la paix que dans les forêts.

Michel-Ange

12. Un site internet allemand répertorie les différents « sentiers des cimes » existants en Europe : www.baumwipfelpfad-baumkronenpfad.info

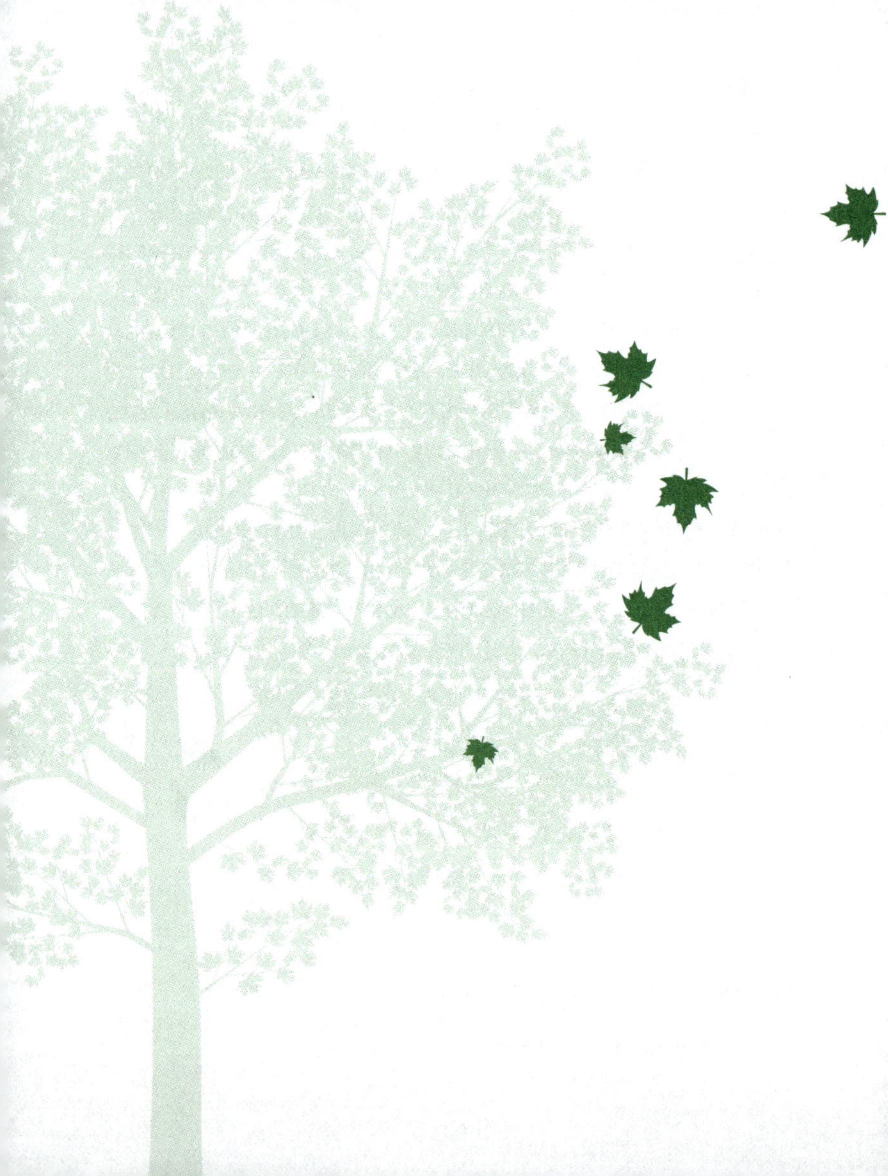

L'érable, le joyeux drille de la forêt

Cet arbre a une aura de légèreté, de gaieté, son feuillage multicolore le fait paraître moins austère que le chêne ou l'épicéa, par exemple. Il peut atteindre quarante mètres de haut, ses fleurs forment des grappes d'ombelles d'un jaune verdâtre et ses feuilles offrent en automne une palette de coloris d'une luminosité intense, qui va du jaune citron au pourpre en passant par toutes les nuances de jaune et de rouge. Un régal pour les yeux.

Un arbre de lumière

Dans la symbolique des arbres, l'érable représente la lumière, la joie et l'insouciance. Il est censé protéger contre les démons et les violences de la nature. En France, les noces d'érable célèbrent les cinquante-huit ans de mariage.

Propriétés médicinales

L'érable offre une trousse de premiers secours en cas de piqûre d'insecte au cours d'une promenade. Il suffit de presser ses feuilles sur la piqûre ou de la frotter avec. Elles ont une action rafraîchissante, aident à désenfler, on peut aussi les appliquer sur des yeux gonflés ou en cataplasme sur des pieds fatigués, elles réduisent également l'inflammation.

L'érable en cuisine

En cuisine, chacun connaît le sirop d'érable. Il résulte de la transformation de l'eau d'érable recueillie au tout début du printemps, avant la montée de la sève proprement dite, sur les érables à sucre du Canada. On l'utilise pour sucrer diverses préparations culinaires, et traditionnellement les crêpes épaisses ou pancakes.

Les jeunes feuilles tendres de l'érable champêtre ont un goût légèrement aigrelet et parfois même douceâtre. On peut les récolter au printemps et les ajouter, finement hachées, à des œufs brouillés ou à une omelette, ou encore à une salade, ou les incorporer à du fromage blanc servi avec des pommes de terre en robe des champs.

À l'automne apparaissent les fruits jumelés (disamares) de l'érable, en forme d'hélices d'hélicoptère qui finissent par se détacher et tombent en vrille jusqu'au sol. Ça ne vous rappelle rien ? Allez, ramassez-en un. Cassez l'extrémité épaisse et collante, et fixez la petite hélice sur votre nez comme vous le faisiez enfant.

Pas à pas

Méditer en marchant, c'est un excellent moyen de s'exercer à la pleine conscience et de mettre ainsi son esprit au repos. De plus, cette pratique augmente le pouvoir de réduction du stress qu'exerce naturellement la forêt et nous aide à trouver la paix intérieure.

La marche en pleine conscience, qui consiste à poser sciemment un pied devant l'autre sans viser aucun autre but, se combine aisément avec une promenade en forêt, qu'elle vient compléter et enrichir.

Si vous n'êtes pas encore très familiarisé avec la pratique de la pleine conscience, ne mettez pas tout de suite la barre trop haut. Commencez par de courtes phases de marche consciente, puis reprenez votre promenade comme d'habitude. Avec un peu d'entraînement, l'exercice vous paraîtra plus facile et vous pourrez en augmenter petit à petit la durée.

La méditation, ce n'est pas essayer d'arriver quelque part. C'est s'autoriser soi-même à être exactement là où l'on est et à être exactement tel que l'on est, et autoriser également le monde à être ce qu'il est à cet instant.

Jon Kabat-Zinn

La marche en pleine conscience

- Avant de commencer l'exercice, le mieux est de rester un court instant immobile, debout, pour se rassembler.
- Dirigez ensuite votre attention sur votre respiration. Inspirez et expirez plusieurs fois, régulièrement.
- Puis, tout en continuant à respirer tranquillement, mettez lentement un pied devant l'autre. Avancez en vous tenant bien droit, mais sans tension, et en dirigeant le regard vers

un point situé devant vos pieds.

- Décontractez les épaules et la nuque.
Laissez votre souffle aller et venir librement, sans effort. Restez conscient à la fois de votre respiration et de vos pas.
- Comment est le sol sous vos pieds ? Meuble ou bien dur ? Sentez-vous des racines, des cailloux, ou des feuilles sous la plante de vos pieds ? La terre est-elle boueuse ou bien au contraire desséchée parce qu'il n'a pas plu depuis longtemps ? Ayez conscience que le sol de la forêt vous porte, vous donne stabilité et assurance.
- Essayez maintenant de relier et d'harmoniser votre souffle et vos pas et de vous installer ainsi dans un rythme fluide et paisible. Avancez sans intention particulière, jouissez simplement de la sensation d'être profondément connecté à la nature.

Laissez-vous aller, expérimentez à votre guise. Quelle est la cadence qui vous paraît la plus évidente ? Quelle longueur de pas vous semble correspondre le mieux à votre tempo personnel ?

Si vos pensées s'échappent, prenez juste le temps de constater le phénomène et concentrez-vous à nouveau sur votre respiration et sur vos pas.

Prolonger l'attention

La marche en pleine conscience acquiert une profondeur nouvelle si l'on se focalise sur le processus même de la marche. Commencez là aussi l'exercice en restant quelques secondes debout immobile pour vous rassembler. Dirigez à nouveau votre attention sur votre respiration. Sentez le poids de votre corps réparti sur vos deux pieds, et concentrez-vous sur le pied qui se soulève et fait un mouvement vers l'avant. Sentez-le qui touche délicatement le sol et sentez votre poids se transférer petit à petit sur ce pied et sur la jambe entière. Concentrez-vous en même temps sur l'autre pied qui commence à se soulever lentement puis avance pour faire le pas suivant. Gardez une respiration tranquille et régulière.

Si cet exercice vous paraît facile et que vous avez envie d'aller plus loin encore dans la pleine conscience, essayez de percevoir l'ensemble du processus que votre corps met en œuvre pour marcher. Il peut s'agir de détails infimes. Concentrez-vous par exemple sur la manière dont votre genou se plie puis se tend chaque fois que votre jambe avance. Que se passe-t-il au moment où le pied se soulève ou se pose ? Sentez quels muscles sont sollicités – depuis la cuisse jusqu'aux orteils en passant par le mollet.

Soyez attentif aussi à ce qui se passe au niveau de la partie supérieure de votre corps. Balancez-vous légèrement les bras pour accompagner le mouvement ? Ou peut-être avez-vous les mains croisées sur le ventre ou derrière le dos ? Vos épaules et votre nuque sont-elles décontractées ? Comment bougent vos hanches et votre buste quand vous marchez ? Prêtez attention à cette multiplicité de phénomènes infimes qui composent le processus de la marche et prenez conscience des réactions que vos pas suscitent dans tout votre corps.

Comme lors de l'exercice précédent, si vos pensées s'échappent, prenez-en acte, puis dirigez à nouveau votre attention sur votre respiration et sur vos pas.

Si vous constatiez que vous n'arrivez plus à vous concentrer, laissez tomber. Secouez vos bras, vos jambes, décontractez-vous, et profitez tranquillement de la fin de votre promenade. Vous reprendrez l'entraînement à une prochaine occasion. Ceux qui n'ont pas encore l'habitude de ce genre de pratique ont souvent du mal à maintenir leur attention concentrée longtemps sur un point précis, que ce soit la respiration, les pas, ou autre chose. Inutile de vous mettre la pression, n'hésitez pas à faire des pauses quand le besoin s'en fait sentir, ne vous découragez pas et dites-vous que vous ferez mieux la prochaine fois.

Quelques conseils supplémentaires :

Pratiquez la marche en pleine conscience pieds nus si le sol s'y prête et si vous vous sentez à l'aise. En règle générale, cette variante aide à focaliser l'attention sur la marche, car la plupart d'entre nous n'ont pas l'habitude d'aller pieds nus et vont donc se concentrer d'autant plus sur leurs pieds. C'est aussi le moyen d'intensifier la sensation d'une connexion avec la terre, d'un véritable ancrage dans le sol (voir le chapitre « Pieds nus sur la mousse fraîche », p. 91).

Puisque vous vous trouvez en pleine nature, une autre jolie variante de l'exercice s'offre à vous. Tandis que vous marchez lentement, concentrez-vous à la fois sur votre respiration et sur votre environnement immédiat. Soyez juste attentif à ce qui se passe autour de vous. Si un détail attire votre regard, prenez le temps de l'observer. Profitez de cet instant. Tout en veillant à ne pas oublier votre respiration, autrement dit à ramener sans arrêt votre attention sur votre souffle, au cas où vos pensées auraient tendance à s'échapper.

Vous pouvez tout à fait combiner ces exercices avec le travail sur les cinq sens (voir pp. 85-97).

Dès que vous serez capable de pratiquer sans effort la marche en pleine conscience, vous pourrez l'intégrer à tout moment dans votre vie quotidienne. Pendant votre pause déjeuner par exemple, s'il y a un parc ou un espace vert à proximité, ou en toute autre circonstance, dès que l'envie vous en prend.

Souriez pendant l'exercice. Cela vous aidera automatiquement à vous détendre et à adopter la bonne posture. Il nous paraît souvent plus facile de sourire quand nous avons en face de nous quelqu'un à qui adresser ce sourire. En forêt, vous pouvez vous imaginer par exemple que vous souriez à une fleur, à un arbre, au ciel bleu ou au soleil. Ou bien à vous-même, tout simplement.

L'aulne, arbre des légendes et des maléfices

L'aulne noir, appelé aussi aulne glutineux ou vergne, appartient comme le noisetier et le bouleau à la famille des bétulacées. Contrairement à beaucoup d'autres arbres, il se plaît sur des sols humides à très humides, et peut même pousser dans l'eau. Aussi est-ce un arbre typique des forêts rivulaires (qui bordent les cours d'eau). Il peut atteindre quarante mètres de haut et, dans de bonnes conditions, vivre jusqu'à cent vingt ans.

Une particularité de l'aulne : contrairement aux autres feuillus, il perd à l'automne ses feuilles encore vertes, car il n'a pas besoin d'en tirer de nutriments. L'aulne fabrique en effet des bactéries spéciales au niveau de ses racines, qui fixent et transforment l'azote atmosphérique, si bien que l'arbre peut l'utiliser directement. Pour toute la microflore au sol, ces feuilles vertes sont une friandise bienvenue.

Les chatons d'aulne, comme ceux des saules, sont une source de nourriture précieuse pour les abeilles. C'est la raison pour laquelle plusieurs espèces d'aulnes sont protégées.

Une forte dimension symbolique

L'aulne avait autrefois une aura un peu maléfique. Peut-être parce qu'il poussait fréquemment dans des marécages sinistres, censés abriter les mauvais génies des eaux et des marais, les elfes malveillants et autres rois des aulnes. Cet arbre entouré de légendes incarne d'une part la force destructrice et funeste de l'eau, la vieillesse et la mort, et symbolise d'autre part l'eau de la vie, la fécondité et la vie après la mort.

Si l'on en croit la mythologie, l'aulne stimule la sensualité et la spiritualité chez les femmes.

Bains de bouche et feuilles d'aulne

L'aulne, qui a une forte teneur en tanins, soulage la douleur, il est fébrifuge (guérit la fièvre) et astringent. Un bain de bouche à base de feuilles d'aulne fraîches ou séchées aide par exemple à combattre la gingivite. Pour le préparer : faire bouillir deux cuillerées à café de feuilles dans une tasse d'eau pendant cinq minutes et laisser refroidir.

Cette décoction, utilisée en gargarisme, soigne également les angines.

Trouver un lieu d'énergie

Un lieu d'énergie à soi, en pleine nature, c'est un havre de paix et de sécurité. On peut s'y arrêter, s'allonger là un moment si l'on cherche la détente, le calme et le réconfort. Souvent, ce lieu chargé d'ondes positives nous éclaircit aussi l'esprit, nous inspire et nous ouvre toutes sortes de nouvelles perspectives.

Promenez-vous dans la forêt en quête de votre lieu d'énergie. Laissez-vous porter tout en restant en éveil. Voyez si un endroit particulier vous interpelle, s'il vous attire. Fiez-vous à votre intuition. Si vous n'êtes pas sûr que l'endroit que vous croyez avoir repéré soit le bon, restez-y un moment. Voyez si vous vous sentez bien. Ce lieu vous procure-t-il un sentiment de paix intérieure ? Votre respiration est-elle fluide et régulière ? Vous sentez-vous en sécurité, protégé ? Si tel est le cas, vous avez vraisemblablement trouvé l'endroit adéquat. Si par contre vous vous sentez un tant soit peu mal à l'aise, agité ou tendu, passez votre chemin, ce ne sera pas votre lieu d'énergie. Continuez à chercher jusqu'à ce que vous trouviez ce qui vous convient.

Au cours d'une promenade en forêt, beaucoup de gens trouvent leur lieu d'énergie à proximité d'un arbre tombé en lisière d'une clairière, par exemple, ou près d'une grosse pierre au bord d'un étang ou d'un ruisseau. D'autres seront plutôt attirés par de grands arbres vénérables et imposants. Chaque essence a son aura spécifique. Les brefs portraits d'arbres proposés dans ce livre peuvent vous fournir une première piste (vous les retrouverez facilement grâce au sommaire en début d'ouvrage). Mais notre liste est loin d'être exhaustive. Aussi devrez-vous écouter surtout ce que vous dit votre voix intérieure.

Votre choix d'un lieu d'énergie va dépendre aussi de la situation personnelle dans laquelle vous vous trouvez à ce moment-là. Vous sentez-vous attiré par un lieu en hauteur, offrant une vue panoramique, ou plutôt par un petit coin caché au fond de la forêt, au pied d'un arbre ? Aspirez-vous à la sérénité et à la sagesse d'un chêne majestueux, ou êtes-vous plus avide de la fraîcheur et de la force régénératrice d'un jeune bouleau ? Sentez-vous que le murmure espiègle d'un ruisseau rend votre esprit plus léger et plus créatif, ou croyez-vous pouvoir refaire le plein d'énergie en restant allongé sur le dos, à regarder le ciel entre le feuillage inondé de soleil ? Écoutez-vous, afin de découvrir ce qui vous convient ici et maintenant.

Quand vous avez trouvé votre lieu d'énergie, installez-vous dans une position confortable, debout, assis, ou couché. Respirez à fond et régulièrement. Laissez l'énergie bienfaisante du lieu agir sur vous, rechargez votre corps, votre esprit et votre âme.

Restez-y le temps que vous voulez, puis reprenez votre promenade à travers bois, rempli d'une force nouvelle.

Celui qui a appris à écouter les arbres
ne désire rien d'autre
qu'être ce qu'il est.

Hermann Hesse

Pour approfondir l'exercice

Comme le bain de forêt de manière générale, votre lieu d'énergie ne vous oblige à aucun exercice particulier. Il vous suffit d'y passer un moment tranquille, à jouir de l'instant présent, pour bénéficier de ses effets positifs. Que vous pouvez cependant favoriser et approfondir en pratiquant l'un ou l'autre des exercices de respiration en pleine conscience proposés dans ce livre (voir par exemple pp. 74, 91 et 123). Une séance de yoga dans un lieu d'énergie peut aussi se révéler particulièrement bénéfique. Faites l'expérience, tentez ce qui vous vient à l'esprit et correspond à votre humeur du moment. Là encore, laissez-vous guider par votre sentiment intime.

Et si un jour vous n'avez pas le temps d'aller dans votre lieu d'énergie, vous pouvez très bien vous y rendre par l'imagination tout en restant chez vous, grâce à un exercice de visualisation. L'effet attendu sera au rendez-vous (cet exercice est décrit p. 145).

La pleine conscience
est une observation attentive,
une ouverture des sens libérée
de toute motivation ou désir,
une observation qui n'interprète
ni ne déforme.

Krishnamurti

L'if, arbre protecteur chargé de mystère

Cet arbre aux aiguilles vert sombre et aux baies rouges a une croissance extrêmement lente et ne dépasse pas les vingt-cinq mètres de haut. Sa particularité : il est d'une longévité exceptionnelle, jusqu'à deux mille ans !

Toutes les parties de l'if contiennent un alcaloïde, la taxine, qui est un poison violent non seulement pour les humains, mais aussi pour les chevaux, les ânes, les chiens et les chats. Les chevreuils, les cerfs et les sangliers en revanche semblent naturellement immunisés. Au xxe siècle, on a commencé à produire la taxine en laboratoire, car on l'utilise dans le traitement des cancers pour sa capacité à freiner la croissance des tumeurs.

Le bois d'if, dont le grain est très fin, sert à la fabrication artisanale d'objets tournés. Son élasticité en a fait de tout temps un matériau idéal pour les arcs et les flèches. Il est aujourd'hui utilisé comme arbre de haie et dans l'art topiaire. Les peuplements naturels d'ifs, ou ivaies, sont devenus rares en Europe. Aussi l'espèce est-elle désormais protégée.

Protection contre les démons

Les Germains croyaient que l'if protégeait de la maladie et du malheur et le vénéraient comme l'arbre sacré des dieux. La coutume de porter des amulettes en bois d'if pour se protéger des mauvais démons et des sortilèges a subsisté longtemps. Censé assurer le lien entre les vivants et les morts, l'if est aujourd'hui encore très présent dans les cimetières et aux abords des églises.

La flèche empoisonnée d'Artémis

Selon certaines versions du mythe grec, c'est avec des flèches enduites de taxine qu'Artémis, déesse de la chasse, tua les six filles de Niobé, la reine de Thèbes. Celle-ci s'était en effet vantée du nombre et de la beauté de ses douze enfants, six garçons et six filles qui, selon elle, la rendaient supérieure à la déesse Léto, mère des seuls jumeaux Artémis et Apollon. Léto, furieuse, chargea ses enfants de la venger. Pris de pitié devant la douleur de Niobé face au spectacle de ses enfants morts, Zeus la changea en rocher et la plaça sur le mont Sipyle d'où ses larmes continuèrent à couler sous forme de source.

Yoga en forêt

Si vous aimez le yoga, n'hésitez pas à faire de temps à autre quelques exercices à l'occasion d'une promenade en forêt. La pratique du yoga a de nombreux effets positifs. Elle active la respiration, éclaircit l'esprit et fait travailler de nombreux muscles de notre corps. Elle est extrêmement relaxante et saine, elle nous aide à trouver l'équilibre et l'harmonie.

La posture de yoga décrite ci-dessous est accessible même aux débutants et se prête parfaitement à une séance en forêt. Quoi de mieux en effet qu'un tapis de mousse végétale sous un grand et bel arbre pour réaliser « la posture de l'arbre » ? Elle nous relie à la terre, nous aide à nous concentrer, à nous focaliser sur un objectif, elle stimule notre détermination, de même que notre sens de l'équilibre.

Un corps qui est calme et détendu attire la paix de l'esprit.

Paramahansa Yogananda

L'arbre

- Placez-vous debout, jambes serrées, et tendez les bras sur les côtés. Installez-vous dans une respiration profonde et régulière.
- Mettez le poids du corps sur la jambe droite et soulevez légèrement la jambe gauche. Quand vous avez trouvé votre équilibre dans cette position, tournez avec précaution le genou gauche vers l'extérieur et amenez le pied gauche sur la cuisse droite.
- Pressez les paumes de mains l'une contre l'autre devant la poitrine en écartant les bras légèrement tendus. Restez dans cette position pendant quinze secondes, puis revenez lentement à la position de départ.
- Faites maintenant la même chose de l'autre côté. Mettez votre poids sur la jambe gauche et placez

le pied droit contre la cuisse gauche. Regardez droit devant vous et sentez la force, l'énergie qui vous traverse. Prenez conscience de votre connexion profonde à l'arbre sous lequel vous êtes. Essayez de percevoir sa puissance et de la faire pénétrer en vous.

Le triangle

Cet exercice de yoga stimule la force morale, l'harmonie et le sentiment d'être relié à la terre. Il tonifie en outre les muscles des jambes, les dorsaux et les fessiers, et étire de nombreuses parties du corps.

- Placez-vous debout, jambes écartées. Les bras le long du corps, détendus.
- Tournez le pied droit vers l'extérieur.
- À l'expiration suivante, faites glisser le bras droit le long de la jambe jusqu'au sol, tout en inclinant le buste sur la droite.
- Levez en même temps le bras gauche jusqu'à la verticale.

- Tournez doucement la tête vers la gauche et levez les yeux vers votre main gauche.
- Restez environ quinze secondes dans cette position, puis redressez le buste et revenez à la position de départ.
- Refaites l'exercice, mais cette fois de l'autre côté.

C'est une posture à travailler en douceur, sans forcer. Ne dépassez pas vos limites physiques.

Le rythme du corps,
la mélodie de l'esprit
et l'harmonie de l'âme
composent la symphonie de la vie.

B. K. S. Iyengar

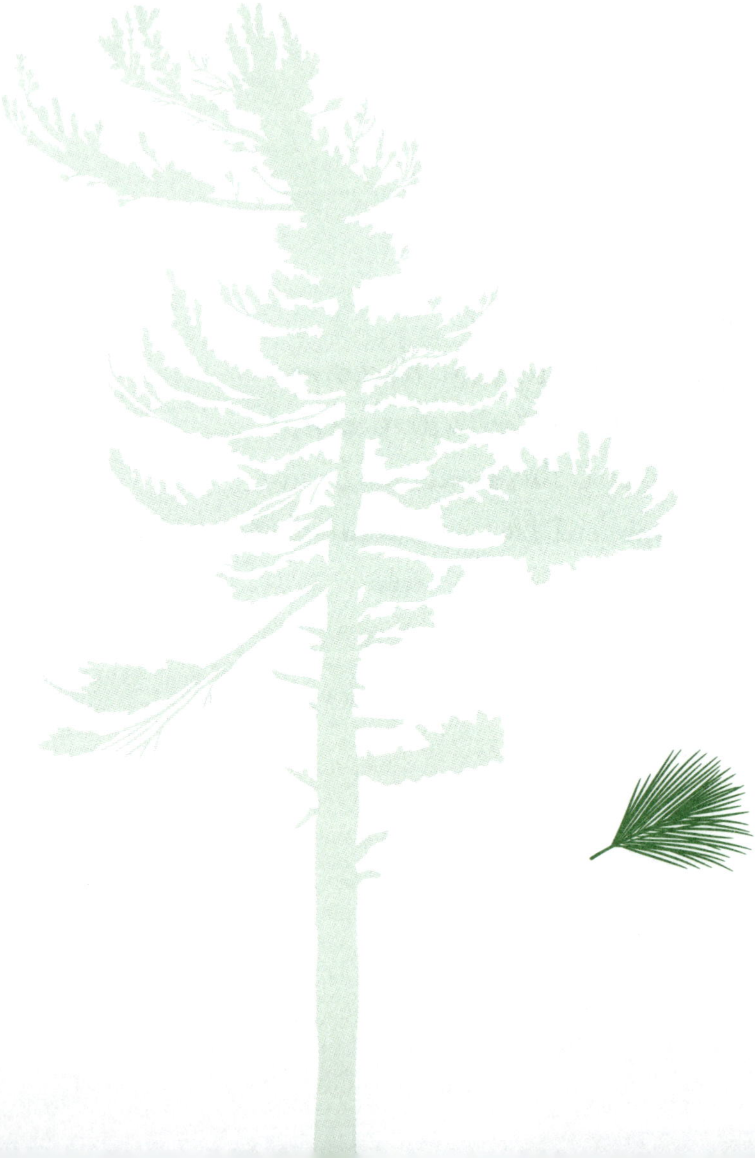

Le pin sylvestre, soleil et joie de vivre

Le pin sylvestre fait partie des arbres peu exigeants. Il peut atteindre quarante-cinq mètres de haut et vivre jusqu'à sept cents ans. Il pousse sur des sols sableux et secs dans des régions à faibles précipitations aussi bien que dans des zones marécageuses, mais il aime la pleine lumière. Ses aiguilles d'un vert bleuté, longues de quatre à huit centimètres et regroupées par lots de deux avec une gaine commune à leur base, sont caractéristiques, de même que son écorce épaisse et rougeâtre dans la partie supérieure de l'arbre adulte. Ses cônes ronds font jusqu'à huit centimètres et s'ouvrent quand le taux d'humidité de l'air est bas. S'il pleut, ils se ferment au contraire.

Sa silhouette se distingue de celle, pyramidale, du sapin ou de l'épicéa. Le pin paraît globalement plus rond et plus frêle, avec une couronne large et qui s'ouvre vers le ciel.

Signification symbolique

Le pin représente le soleil, la lumière et la joie de vivre. Il incarne également la sagesse, la ténacité, la faculté d'adaptation et l'amitié. Son aura favorise la confiance en soi et libère du sentiment de culpabilité. Il a en outre des vertus énergisantes.

Propriétés médicinales

Le pin a de nombreuses propriétés médicinales. Son écorce et ses aiguilles ont une très forte teneur en antioxydants. Il active la circulation sanguine, a des effets antiseptiques et calmants – par exemple en cas de nervosité ou d'anxiété – et c'est aussi un remède qui a fait ses preuves pour combattre les refroidissements et les affections pulmonaires. Les pousses de pin, à utiliser en infusion ou en bain, sont un élément précieux de la pharmacopée familiale.

La forêt chez soi

Même chez vous, vous pouvez profiter de certains effets bénéfiques de la forêt.

Si vous avez envie de vous souvenir d'un lieu précis, vous pourriez par exemple en rapporter un joli objet. Un caillou, une pomme de pin. Ou bien mettez-vous en quête d'une branche décorative que vous placerez dans un vase, sur un meuble.

Vous pouvez aussi partir en balade avec un appareil photo et un peu de temps devant vous et chercher des sujets. Aiguisez votre regard et repérez des détails, prenez des gros plans de fleurs, de feuilles, de graines, de gouttes de rosée. Trouvez l'angle qui vous permettra de saisir un tapis de fleurs, un arbre dans toute sa hauteur, un bosquet entier ou même un paysage plus vaste. Laissez-vous inspirer par l'atmosphère, la lumière ou la brume, et donnez libre cours à votre créativité de photographe amateur.

De retour à la maison, choisissez les plus belles images et faites-en faire quelques tirages papier au format poster. Ils vous permettront de vous transporter instantanément au cœur de la forêt quand vous les regarderez.

Quelques meubles en bois, du parquet, vous aideront à vivre dans une atmosphère agréable. Certaines essences ont un parfum assez fort – une bouffée de forêt dans votre demeure…

Aromathérapie

On peut aussi amener la forêt chez soi par le biais de différentes senteurs. Une seule aiguille de sapin qu'on frotte entre ses doigts dégage déjà un arôme frais et puissant.

Les odeurs, on l'a vu, sont des déclencheurs émotionnels. Leur effet est immédiat. Elles réveillent des souvenirs et des sensations anciennes et ressuscitent des atmosphères précises. Les messages chimiques recueillis par les cellules olfactives sont transmis directement au cerveau et au système limbique, qui commande à tout le système neuro-végétatif. Lequel pilote les fonctions innées de l'organisme telles que les pulsations cardiaques, la respiration, la digestion, la température corporelle. Ainsi que nous l'avons vu dans le chapitre « Comment la forêt nous soigne » (p. 25), toutes sortes de senteurs peuvent agir très rapidement sur ces fonctions et d'autres encore.

Utilisez les effets bénéfiques des parfums divers qu'offre la forêt et composez votre aromathérapie personnelle. Par exemple grâce à des lampes à parfum, des diffuseurs, des infusions d'herbes, des bains aromatiques, des huiles de massage, ou même des préparations culinaires. Si vous n'utilisez pas des plantes fraîches ou séchées mais des huiles essentielles, veillez toujours à ce qu'elles soient pures, bio et d'excellente qualité.

Vous avez envie d'un parfum stimulant? Choisissez par exemple le pin cembro ou la menthe. Vous avez besoin d'harmonie? Optez pour le cèdre ou la camomille. Vous aspirez au calme et à la détente? Ayez recours au sapin ou à l'épicéa. Vous trouverez quelques autres suggestions et informations sur les pouvoirs des différentes essences dans les pages consacrées aux portraits d'arbres.

Remarque : Avant d'utiliser telle ou telle partie d'une plante ou bien une huile essentielle, vérifiez précisément son mode d'emploi et ses effets.

Le bain d'aiguilles de sapin

Accordez-vous de temps en temps une petite pause en prenant un bain aromatique aux aiguilles de sapin. Son effet est calmant et relaxant, c'est bon pour les voies respiratoires et le parfum est délicieux.

Faites bouillir quelques petites branches de sapin fraîchement cueillies dans une grande casserole d'eau pendant une quinzaine de minutes. Vous aurez choisi un récipient que vous n'utilisez plus pour la cuisine, car les branches sont très résineuses, elles laisseront un dépôt difficile à enlever. Versez cette décoction dans votre bain en la filtrant à travers un torchon pour éviter de retrouver de la résine dans la baignoire. Complétez par un éclairage agréable et une musique douce, et vous aurez créé votre oasis de bien-être.

Si vous ne disposez pas de branches de sapin, vous pouvez les remplacer par quelques gouttes d'huile essentielle bio de bonne qualité.

Voyage intérieur

L'exercice de visualisation décrit ci-contre vous offrira un autre moyen de vous connecter à la forêt sans sortir de chez vous. Il vous permettra de trouver le calme intérieur et de renouveler votre énergie en l'espace de quelques minutes. Faites durer l'exercice autant de temps que vous le souhaitez.

- Choisissez un endroit où vous ne serez pas dérangé et installez-vous à votre aise, assis ou allongé. Fermez les yeux et respirez plusieurs fois tranquillement.
- Appliquez-vous maintenant à imaginer un bel endroit dans la forêt. Une clairière, par exemple, ou la proximité d'un arbre particulier, mais ce peut être aussi votre lieu d'énergie si vous en avez un (voir p. 123). Représentez-vous ce lieu dans tous ses détails, pensez à son atmosphère. Comment y est la lumière, quelles sont les différentes odeurs qui en émanent. Sentez la chaleur du soleil sur votre peau. Écoutez le bourdonnement des insectes, les chants d'oiseaux, le murmure du vent dans les feuilles.
- Levez-vous et pivotez lentement sur vous-même en continuant à visualiser le lieu. Laissez votre regard vagabonder dans ce paysage imaginaire et notez mentalement tout ce que vous voyez. Quelles formes, quelles couleurs apparaissent dans votre champ de vision ? Quelles plantes,

quels objets, et peut-être même quels animaux découvrez-vous ? Donnez à l'expérience le plus de relief possible. Enrichissez votre image mentale d'une foule de détails et de perceptions sensorielles. Pendant tout ce temps, continuez à respirer sur le même rythme.

- Installez-vous dans cette visualisation, restez-y tout le temps que vous voudrez, et puis concluez l'exercice par trois respirations profondes. Vous pourrez retourner à votre univers quotidien en vous sentant plus fort et avec un horizon élargi.

Sentir la force qui émane de votre lieu d'énergie

Si vous avez choisi, pour cet exercice de visualisation, de vous transporter mentalement dans votre lieu d'énergie, vous pouvez aller encore un peu plus loin dans l'expérience. Dites-vous que cet endroit imaginé vous apporte calme, force, réconfort et inspiration, de la même façon que si vous y étiez en chair et en os. Sentez toute l'énergie qui en émane pénétrer dans votre corps. Laissez la sensation s'intensifier. Connectez-vous avec votre lieu d'énergie et profitez à fond de son aura puissante et de ses bienfaits, en restant chez vous.

Je suis content de pouvoir déambuler
à nouveau dans les buissons
et les forêts, parmi les arbres,
les plantes sauvages et les rochers,
aucun humain n'aime la campagne
autant que moi.
Les forêts, les arbres et les rochers
nous renvoient l'écho désiré.

Ludwig van Beethoven

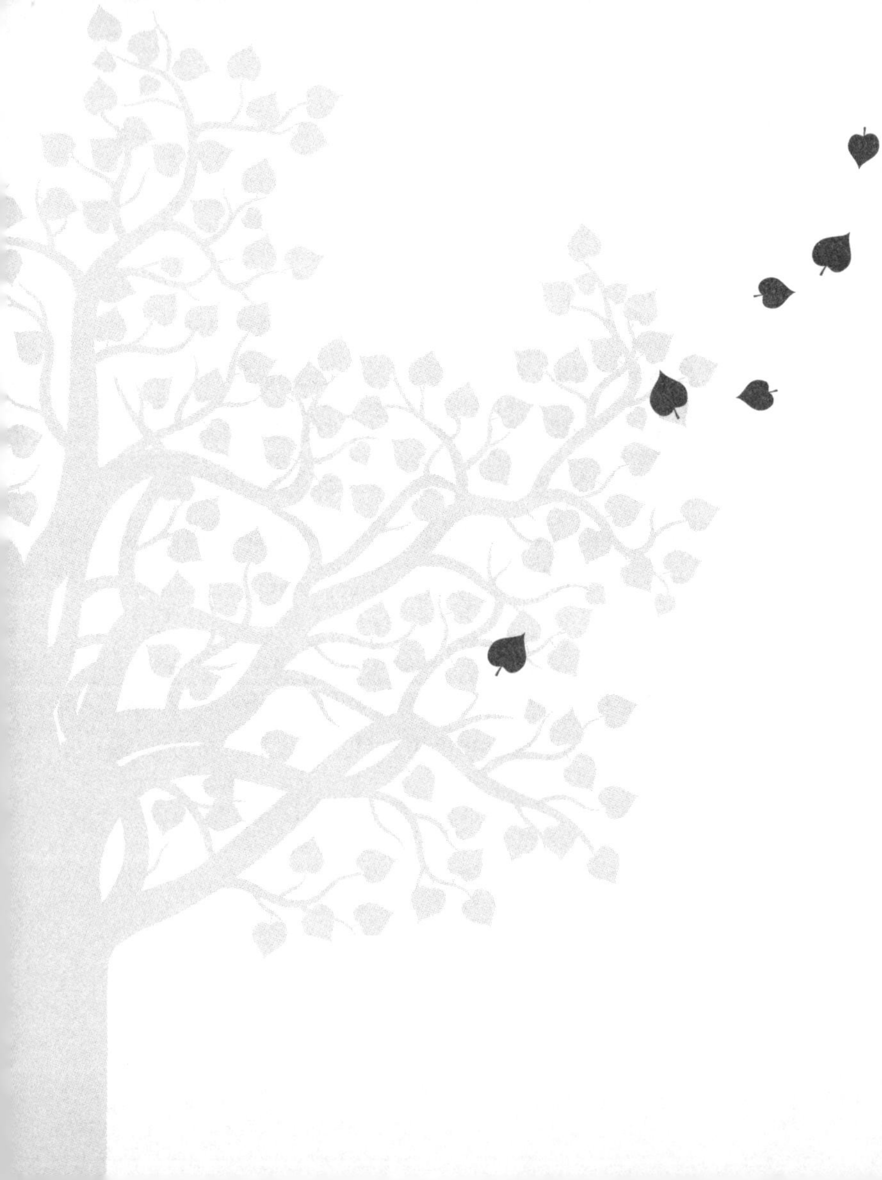

Le tilleul, arbre de l'amour

Le tilleul se reconnaît facilement à ses feuilles en forme de cœur. Il peut vivre plus de mille ans. Sa silhouette est plus trapue que celle d'autres arbres, mais il peut développer un tronc impressionnant, de plusieurs mètres de circonférence, avec de puissantes branches maîtresses. Le tilleul d'hiver (à grandes feuilles) peut atteindre trente mètres de haut ; le tilleul d'été (à petites feuilles), jusqu'à quarante mètres. Sa floraison abondante et parfumée fait le bonheur des abeilles. De manière générale, le tilleul est perçu comme bienveillant et amical, il stimule la force intérieure et détend le corps.

Son dôme de feuillage dispense une ombre bienfaisante sur les places de nombreux villages. Dans les temps anciens, on dansait sous les tilleuls au mois de mai. C'est un arbre familial et protecteur, qui évoque la modestie, la justice, l'amour et la fidélité. Pour les peuples germaniques et nordiques, le tilleul était l'arbre de Freya, déesse de l'amour, de la beauté, de la terre et de la fertilité. Dans ses *Métamorphoses*, Ovide raconte que Zeus transforme Baucis en tilleul pour qu'elle puisse rester auprès de son mari Philémon, lui-même transformé en chêne.

Consacré à la Vierge Marie au Moyen Âge, le tilleul deviendra l'« arbre de la Liberté » pour les sans-culottes pendant la Révolution.

Propriétés médicinales des fleurs de tilleul

Le tilleul fleurit en juin-juillet. Grâce à ses propriétés expectorantes et fébrifuges, l'infusion de fleurs de tilleul est un remède traditionnel contre les refroidissements et les états grippaux. Elle a aussi des effets antispasmodiques et sédatifs.

Préparation : verser une tasse d'eau bouillante sur deux cuillerées à café de fleurs et laisser infuser une dizaine de minutes. Sucrez à votre guise avec un peu de miel.

Siegfried et la feuille de tilleul

C'est sous un tilleul que Siegfried, héros des Nibelungen, tue le dragon Fafnir, puis prend un bain d'immortalité et d'invincibilité dans son sang. Mais une feuille du tilleul tombe sur son épaule, le rendant vulnérable en ce point précis. C'est là que son ennemi Hagen le frappera d'un coup de lance mortel.

Au fil des saisons

La forêt nous donne à voir et à vivre un éternel recommencement. Elle est marquée par le cycle des saisons – renaissance et croissance au printemps, plénitude et opulence en été, maturité et récolte en automne, silence et repli de la nature en hiver.

Chaque saison a sa qualité et ses ambiances spécifiques, que l'on perçoit avec une acuité particulière quand on est en forêt. Les pages suivantes vous proposent plusieurs exercices adaptés aux différentes phases de l'année. Autour de quelques thèmes qui leur correspondent et qui ont une résonance dans nos vies : pour nous aussi, il y a un temps pour se renouveler, pour se développer, pour changer ou pour faire retraite. Laissez-vous inspirer par la forêt, immergez-vous encore et encore, et vivez en pleine conscience le cycle des saisons.

Printemps, inspiration et renouvellement

Le printemps signifie : nouveau départ, croissance, fraîcheur, vie nouvelle et éveil. Nous y associons les notions de confiance, d'espoir, de joie, de créativité et d'inspiration. C'est le moment de l'année où nos esprits vitaux s'activent, où notre besoin d'agir nous pousse à entreprendre et à nous lancer dans des projets excitants. C'est une saison qui incite particulièrement au changement et à la réorientation. L'énergie juvénile et stimulante du printemps éveille aussi nos émotions – parfois jusqu'au déchaînement. Il faut que nous leur accordions l'espace nécessaire. Que notre cœur se laisse entraîner par ce renouveau végétal. Que nos émotions jaillissent de nous librement, joyeusement. Le sommeil hivernal n'a que trop duré. À présent que les jours deviennent plus longs, la vie s'impatiente et veut s'exprimer.

Printemps laisse son ruban bleu
voler aux vents de nouveau...

Eduard Mörike

La pierre magique

Voici un petit rituel simple mais efficace qui vous permettra de lâcher du lest, de vous défaire d'émotions anciennes qui vous encombrent, et de vous tourner, plus fort et l'esprit neuf, vers de nouveaux projets et objectifs.

- Cherchez un caillou qui vous plaît et que vous tenez bien en main. Installez-vous confortablement, debout ou assis, et respirez à fond deux ou trois fois.
- Sentez le caillou dans votre paume et, en fermant les yeux ou en les gardant ouverts, au choix, prenez conscience que cette pierre est ici, sur terre, depuis des siècles et des siècles. Elle a été soumise à un nombre infini d'influences et de changements, qui lui ont donné l'aspect qu'elle a aujourd'hui, et elle a survécu à tout cela.
- Imaginez à présent que cette pierre se charge de tout le lest dont vous souhaitez vous débarrasser. Laissez tout ce qui est négatif, pesant, toutes les vieilles blessures, les problèmes et les soucis passer à l'intérieur de la pierre. Sentez les émotions qui sont associées

à ces fardeaux. Peut-être de la peur, de la tristesse, du découragement, ou bien de la colère. Libérez-vous intérieurement de cette charge, déposez tout ce qui vous encombre.

- Une fois que c'est fait, enterrez la pierre à proximité d'un vieil arbre. Là, la terre saura accueillir et décomposer toutes ces mauvaises choses.
- Ensuite, respirez au moins trois fois à fond, dans une position confortable. À chaque inspiration, imaginez que la confiance et l'énergie pénètrent en vous en même temps que l'air inhalé. Pour terminer l'exercice, inspirez encore une fois, et souriez.
- Maintenant que vous avez lâché du lest, vous pouvez vous attaquer aux projets en suspens avec une légèreté et une insouciance nouvelles. En vous ouvrant à l'énergie régénératrice et communicative du printemps.

Variante de l'exercice

Vous pouvez choisir un autre endroit que la proximité d'un arbre. Une rivière, par exemple, sera tout aussi indiquée pour accueillir votre caillou. Imaginez-vous que l'eau dissout la charge négative de votre pierre et l'emporte de plus en plus loin – jusqu'à la mer.

Rituel de purification pour les courageux

Choisissez de préférence une belle et douce journée de printemps et, après une grande promenade dans la forêt qui vous aura bien réchauffé, arrêtez-vous au bord d'une rivière ou d'un étang. Réfléchissez aux choses en vous dont vous voudriez vous défaire. Il peut s'agir de soucis et de problèmes comme dans l'exercice précédent, ou bien de vieilles habitudes, peu importe. Tandis que vous ôtez vos vêtements, imaginez-vous que vous vous débarrassez en même temps de tous ces fardeaux. Puis plongez vaillamment dans l'eau fraîche de la rivière ou de l'étang, vous en ressortirez revigoré. Cette brève immersion dans l'eau froide a un effet purificateur certain. Ensuite, séchez-vous rapidement et faites un petit jogging ou une marche rapide de quelques minutes pour activer la circulation sanguine et éviter de prendre froid.

Remarque : Cet exercice est réservé aux personnes qui n'ont pas de problèmes circulatoires ni cardiaques. Si vous avez le moindre doute, prenez le conseil d'un médecin.

L'été, vivre la plénitude

L'été est une saison placée sous le signe de l'abondance et de la plénitude. Tout ce qui pousse s'épanouit et se multiplie. Pour le cœur humain aussi, c'est une période de lumière et de chaleur, de liberté et d'épanouissement. Il s'agit de savourer, de profiter de la vie, de concrétiser son potentiel, de réaliser tel ou tel rêve longtemps caressé. Dans l'allégresse de l'été, on a envie d'être dehors, on aspire à de longues nuits tièdes, à la sensualité et à l'insouciance.

Et c'est justement dans ces journées brûlantes du plein été que la forêt, grâce à l'ombre des arbres et à l'eau qui s'évapore par leurs feuilles, offre un havre de fraîcheur sans égal. Alors, vite ! Fuyons la canicule et la pollution des villes, immergeons-nous dans la douceur estivale de la forêt.

L'été est la saison idéale pour tous les exercices du chapitre « Ivresse des sens » (voir p. 85).

La chaleur vous donne aussi l'occasion de marcher pieds nus, ne l'oubliez pas (voir p. 91).

Méditation et lumière

Voici un exercice qui vous permettra de faire le plein d'énergie lumineuse et de vous mettre en connexion profonde avec votre cœur.

- Cherchez comme d'habitude un joli endroit en forêt, mettez-vous face au soleil, et installez-vous à votre aise, en position assise ou couchée. Fermez les yeux et respirez à fond et sans tension, en inspirant par le nez et en expirant par la bouche. Décontractez votre nuque et vos épaules.
- À la prochaine inspiration, imaginez-vous que vous n'inhalez pas seulement l'air frais de la forêt, mais aussi la lumière du soleil. Envoyez cette lumière à l'intérieur de votre corps, directement dans votre cœur. Observez comme votre cœur se remplit instantanément de cette lumière radieuse. Sentez votre connexion avec votre cœur, puis expirez tranquillement.

- Répétez ce processus plusieurs fois. À chaque inspiration, vous envoyez un nouveau flux de lumière solaire dans votre cœur. Prenez conscience du bien que lui fait cette lumière qui le traverse. Sentez la charge positive que la lumière dépose en vous à chaque inspiration.
- Continuez à respirer ainsi pendant quelques minutes, et terminez l'exercice par une lente expiration.

L'automne, une débauche de couleurs

Quand les arbres se parent de couleurs chatoyantes, que le soleil est plus bas sur l'horizon et que les premières nuits froides signalent la fin de l'été, une nouvelle grande transformation a lieu. Peu à peu, la nature se prépare à l'hiver. Tandis que les dernières récoltes se font dans les champs, les arbres commencent à perdre leurs feuilles. Pour nous aussi, voici venu le temps de la maturité et de la récolte, où il convient de se retourner pour voir le chemin parcouru et les objectifs atteints, mais aussi de régler les points litigieux et de chercher la conciliation. Quelles graines avons-nous semées cette année et à quoi ressemble notre récolte ?

En forêt, nous trouvons à présent des fruits mûrs, des pommes de pin, des châtaignes et des champignons. Nos pieds s'enfoncent dans un tapis crissant de feuilles sèches, les teintes chaudes de l'automne enchantent nos yeux.

Cette saison de la transformation nous offre la possibilité de saluer les changements, de les accueillir à bras ouverts.

L'automne est un deuxième printemps où chaque feuille est une fleur.

Albert Camus

La vie est changement

Quand vous vous promenez en forêt, repérez soigneusement tous les processus de changement en cours dans la nature. Observez le flétrissement des herbes et des feuilles, les écureuils et les geais qui s'affairent et font des provisions pour l'hiver. De nombreuses espèces d'oiseaux se rassemblent, elles se préparent pour leur grande migration vers les pays chauds.

Quelles sont les choses qui vous frappent ? Quelles modifications constatez-vous ? Quelles odeurs, quels bruits nouveaux et caractéristiques de l'automne percevez-vous ? Portez votre attention sur tout ce qui se transforme. Prenez pleinement conscience du cycle perpétuel de la vie.

Et tandis que vous évoluez dans cet univers en pleine métamorphose, demandez-vous comment vous, de votre côté, vous faites face aux changements qui vous concernent. Les accueillez-vous à bras ouverts dans votre vie ?

L'hiver, le temps du silence

L'hiver silencieux marque la fin du voyage à travers l'année. Les thèmes qui lui sont associés sont la paix intérieure et la gratitude, mais aussi des notions telles que le périssable et l'éphémère – la mort. C'est la saison de l'âme, des conversations profondes, de la contemplation et du retour à soi. Dans cette phase, il s'agit de se mettre en pause, afin de rassembler des forces pour de nouveaux projets et de se préparer au printemps – comme le fait la nature dans son sommeil hivernal.

En cette saison, la forêt aussi est repliée sur elle-même. On a l'impression qu'elle est à l'arrêt et qu'elle attend le renouveau végétal qui se prépare. Inspirez-vous d'elle, entrez vous aussi dans une paix intérieure pleine de richesse vitale. Profitez de cette phase pendant laquelle les aiguilles de l'horloge semblent tourner plus lentement. Le printemps ne manquera pas de revenir, avec son tempo plus rapide, ses couleurs, sa vigueur et sa folle effervescence.

Les joies du sauna

L'hiver est la saison idéale pour aller au sauna et booster ainsi ses défenses en même temps que sa santé. C'est aussi une belle occasion de se connecter aux éléments sylvestres. Choisissez un sauna avec projection d'eau et profitez des arômes merveilleux de la forêt, humez le parfum épicé du bois – en particulier si la cabine est en pin des Alpes –, notez le contraste vivifiant entre l'atmosphère brûlante à l'intérieur et la fraîcheur de l'air au-dehors ou la froideur de l'eau, en aspersion ou en immersion – le mieux étant bien sûr de pouvoir plonger dans le lac voisin, s'il y en a un… Une autre expérience excitante au sortir de la cabine : marcher pieds nus quelques instants dans la neige poudreuse. Le sauna procure au corps et à l'âme une détente profonde et particulièrement salutaire. Alors allez-y, et faites-vous plaisir sans modération.

Les joies du sauna se combinent idéalement avec une promenade en forêt. Savourez la joie d'être dehors, en pleine nature, et peu importe qu'il fasse soleil ou qu'il neige. Qu'y- a-t'il de plus beau que de marcher vaillamment dans la forêt hivernale, de sentir le froid piquant sur sa peau, puis de se réchauffer dans une oasis de bien-être ?

Encourager la gratitude

Je voudrais vous inviter à profiter de l'atmosphère magique d'une promenade dans une forêt enneigée pour diriger votre esprit vers les choses qui vous inspirent de la gratitude. Dans ce décor de conte de fées, songez à l'année écoulée et à tous les moments remarquables qu'elle vous a permis de vivre. De quels événements vous souvenez-vous ? De quels petits ou grands moments de bonheur, de joie, de succès, de plénitude ? Peut-être avez-vous partagé de belles expériences avec d'autres ? Vous avez sans doute pu échanger avec d'autres, rire avec eux ? Quelqu'un a-t-il été là pour vous, vous a-t-il écouté, peut-être à un moment crucial ? Il se peut que vous reviennent aussi en mémoire des occasions où c'est vous qui avez pu être là pour quelqu'un, où vous lui avez prêté une oreille attentive, et vous lui savez gré de la confiance qu'il a placée en vous et du lien profond qui vous unit. Passez votre année en revue pendant que vous marchez dans la neige. Et laissez-vous remplir par ce sentiment de gratitude silencieuse. Vous y gagnerez une profonde satisfaction et une belle sérénité.

Impressions d'hiver

Première neige en forêt. Par ce matin gris, de gros flocons tombent en voltigeant. Je lève les yeux. Les branches et les ramures des grands hêtres sont saupoudrées de blanc. Quelques feuilles brunes et flétries qui ont résisté au vent y sont encore accrochées. Légers comme des plumes, deux ou trois flocons se déposent sur mon visage. Je me concentre sur ces petits points glacés et je les sens fondre lentement et se transformer en gouttes, tandis que d'autres flocons continuent de tourbillonner dans une danse silencieuse. J'essaie d'en attraper quelques-uns sur ma langue. Ils laissent dans ma bouche une fraîcheur fugitive – à peine perceptible. Je ferme à demi les yeux et regarde le ballet des flocons duveteux, jusqu'à ce qu'ils aient mouillé mes cils et brouillé ma vue.

Alors je poursuis mon chemin. Mes bottes d'hiver laissent des traces sur le petit chemin sinueux d'un blanc immaculé. Personne n'est encore passé par là avant moi. Le monde de la forêt est intact. Je continue à avancer lentement. La neige crisse sous chacun de mes pas. C'est un petit bruit très spécial. Si familier et pourtant si étrange quand on l'écoute attentivement. Quel phénomène incroyable : ces petits flocons si fragiles, lorsqu'ils s'amoncellent, sont capables d'opposer une belle résistance chaque fois que mes pieds s'enfoncent dans leur masse. C'est fascinant !

Une joie presque enfantine monte en moi, l'hiver me ravit. À cet instant tout me paraît neuf, c'est presque comme si je découvrais la magie de l'hiver pour la première fois. Quand je m'arrête à nouveau, j'entends mon souffle et je vois le petit nuage qu'il forme dans l'air glacé à chacune de mes expirations. La neige qui tombe semble engloutir tous les bruits. Pas même un craquement de branche. Il règne un grand, un profond silence. Les arbres sont stoïques sous la neige qui les recouvre. Rêvent-ils déjà au printemps prochain ?

Si ton âme est malade,
cache-toi dans la forêt
comme une bête blessée :
elle te soignera.
Les arbres sombres
sont des amis muets.
Ils t'accueillent en silence
et te font du bien.

Siegfried von Vegesack

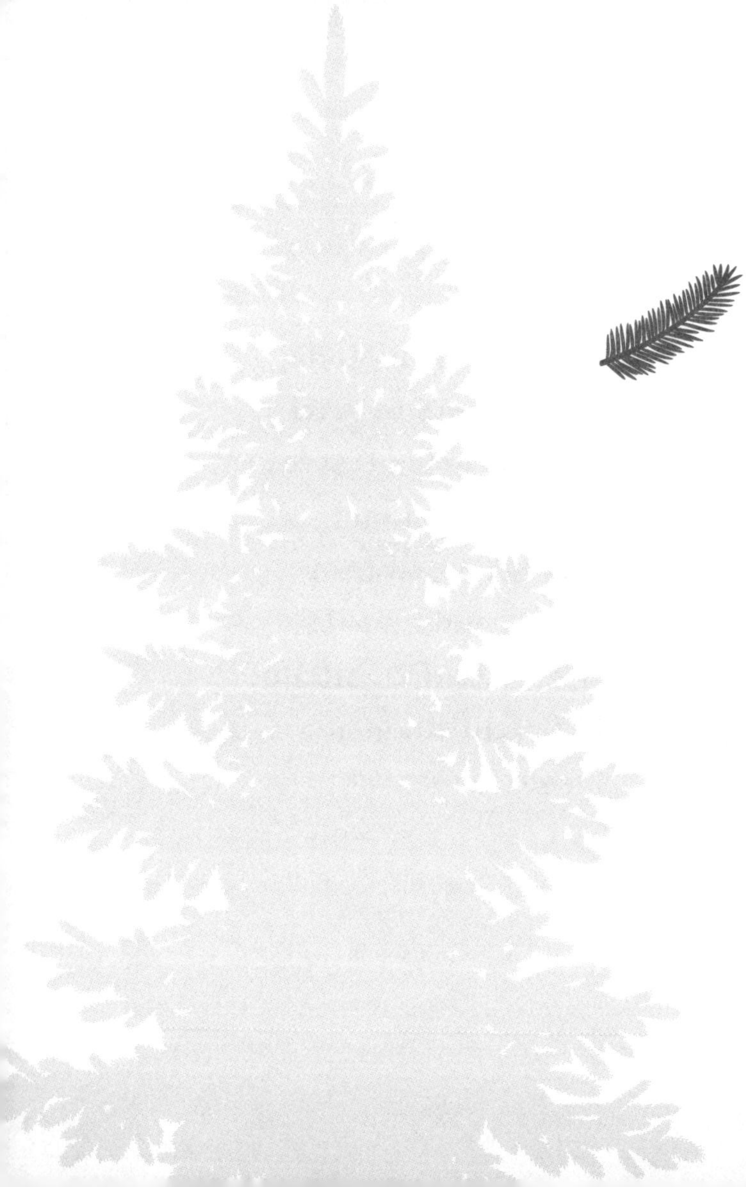

Le sapin, roi des forêts

Les sapins font jusqu'à soixante-dix mètres de haut et peuvent atteindre l'âge respectable de six cents ans. Leurs racines s'enfoncent de plusieurs mètres dans le sol et vont puiser l'eau en profondeur, ce qui leur permet de supporter les périodes où les précipitations sont peu abondantes. La texture de leurs aiguilles leur permet de survivre en terrain sec. Elles sont en effet couvertes d'une fine pellicule de cire qui les protège du gel et du dessèchement. L'évaporation de l'eau est minime : elle se fait par de minuscules orifices, les stomates, qui chez les conifères sont situés sur la face inférieure des aiguilles, à l'abri du vent et du soleil.

Les aiguilles des sapins sont disposées en peigne et fixées directement sur les rameaux, contrairement à celles des épicéas, au bout d'un petit pétiole. Les cônes constituent une autre différence remarquable. Ceux des sapins, situés sur les branches hautes, sont dressés. Ils restent sur l'arbre où ils se désagrègent tandis que les écailles tombent. C'est la raison pour laquelle on ne trouve jamais de « pommes de sapin » sur le sol des forêts. Chez l'épicéa, au contraire, les cônes sont pendants, après la fécondation les écailles s'écartent et libèrent les graines, puis les cônes eux-mêmes se détachent.

L'arbre de la vie

Le sapin symbolise la vie et la lumière. Depuis les Celtes, il incarne l'espoir toujours renouvelé du triomphe de la lumière sur les ténèbres, de la vie sur la mort. Il représente le renouveau, la renaissance, l'immortalité, et communique le calme, la force et l'espoir. Dans la culture occidentale, c'est l'arbre de Noël par excellence, même si de fait il est souvent remplacé par l'épicéa.

Propriétés médicinales

Le bourgeon de sapin, en infusion ou en décoction, a des vertus cicatrisantes, purifiantes, et décongestionne les voies respiratoires. Il est également recommandé en cas de rhumatismes, de nervosité, d'insomnie et de problèmes circulatoires.

Surmonter les obstacles

Dans la vie, ce sont parfois des obstacles minimes qui nous font échouer. Quoi de moins compliqué qu'une promenade en forêt, et pourtant, parfois on n'arrive pas à la faire, cette promenade, par manque de motivation. Vous constatez peut-être que vous êtes une fois de plus en train de transiger et de repousser à plus tard votre sortie dans les bois, alors que vous savez le bien qu'elle vous ferait. Ou alors vous n'arrivez pas à vous secouer, pour une raison ou pour une autre – il fait un sale temps, vous êtes tellement bien sur votre canapé et le simple fait de sortir de la maison vous paraît déjà au-dessus de vos forces.

Dans ces cas-là, il y a un truc tout simple pour tromper vos propres défenses. Prenez rendez-vous avec un, une ou plusieurs amis pour un bain de forêt. C'est tellement facile ! Quand un projet ne concerne que soi, on trouve toujours mille et un prétextes pour renoncer ou donner la priorité à autre chose qui sur le moment nous paraît plus important. Mais quand on a donné rendez-vous à quelqu'un, notre motivation s'en trouve automatiquement renforcée, c'est un engagement, c'est sérieux et on s'y tient. Nos petits blocages personnels et beaucoup d'autres obstacles qui nous détourneraient normalement de notre projet ne suffisent plus à nous décourager. Et le résultat est là : nous allons beaucoup plus facilement et plus régulièrement nous ressourcer en forêt. D'ailleurs la plupart des gens prennent davantage de plaisir à se promener en compagnie. Passer du temps en forêt avec nos amis, jouir ensemble de la nature, échanger sur notre ressenti, nos expériences, c'est cultiver le lien entre nous. N'hésitez pas à recourir à cette ruse pour renforcer votre motivation.

Vous pouvez naturellement conjuguer une promenade à plusieurs, ses rires et ses conversations, avec des phases plus contemplatives, où vous pratiquerez ensemble mais en silence tel ou tel exercice de pleine conscience.

Une autre variante consiste à se séparer un moment. Convenez dans ce cas d'une heure et d'un endroit pour vous retrouver. Il n'est d'ailleurs pas indispensable de vous éloigner beaucoup les uns des autres. Rien ne vous interdit de rester à portée de vue ou d'oreille, pourvu que vous ne vous dérangiez pas. Goûtez cette parenthèse de solitude, faites quelques exercices, ceux qui vous tentent, ou contentez-vous d'ouvrir tout grand vos sens à la nature qui vous environne. Puis reprenez votre promenade avec la ou les personnes qui vous accompagnent.

Tentez ce qui vous paraît convenir le mieux à votre humeur du moment, voyez quelle est la meilleure manière pour vous de profiter du bain de forêt. Si vous préférez vous promener seul – pas de problème, du moment que vous vous sentez bien et en sécurité. L'essentiel est de ne pas se contenter de lire ce livre. Sortez *pour de vrai* et faites l'expérience du bain de forêt – seul, à deux ou en groupe.

Je vous souhaite d'en tirer beaucoup de joie et de satisfaction.

Entre deux pins
s'ouvre un chemin
vers un nouveau monde.

John Muir

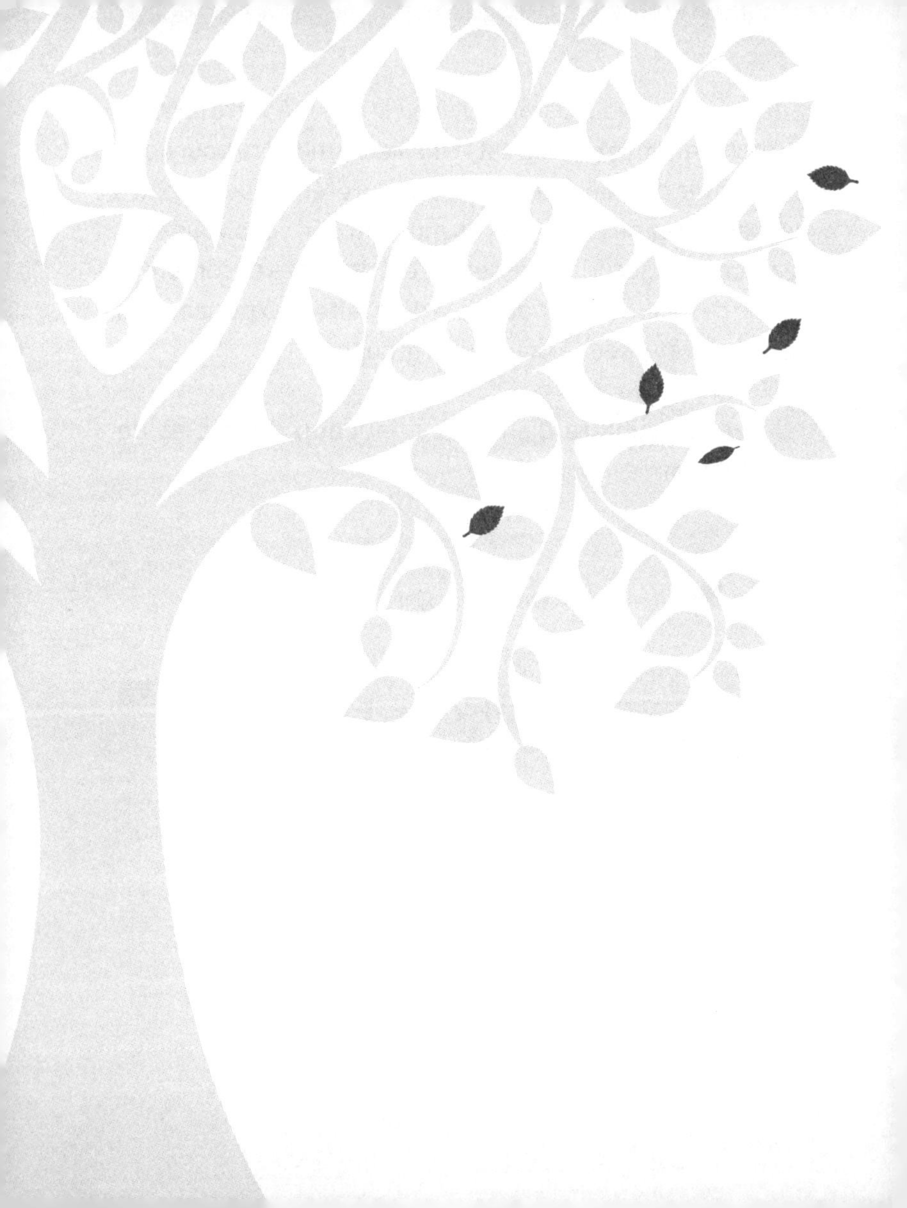

Bibliographie complémentaire

Arvay, C. G., *L'Effet guérisseur de l'arbre*, Trédaniel éditions, Paris, 2016.

Defossez, J.-M., *Sylvothérapie, le pouvoir bienfaisant des arbres*, Jouvence éditions, 2018.

Fischer-Rizzi, S., *Blätter von Bäumen. Heilkraft und Mythos einheimischer Bäume*, AT Verlag, Baden und München, 2007.

Fleischhauer, S. G., Guthmann, J., Spiegelberger, R., *Plantes sauvages comestibles. Les 50 plantes essentielles et leurs usages*, Ulmer éditions, 2018, coll. « Vieilles racines et jeunes pousses ».

Hesse, H., *Bäume. Betrachtungen und Gedichte. Mit Fotografien von Imme Techentin*, Insel Verlag, Frankfurt am Main, 1984.

Kabat-Zinn, J., *Méditer, 108 leçons de pleine conscience*, Éditions Marabout, Paris, 2016.

Lewis, D., *Le Tao de la respiration. Le souffle vital pour améliorer votre santé*, Éditions Le Jour, Montréal, 2007.

Midal, F., *Foutez-vous la paix! et commencez à vivre*, Flammarion, Paris, 2017.

Puhle, A., Trott-Tschepe, J., Höller, B., *Heilpflanzen für die Gesundheit. 333 Pflanzen – neues und überliefertes Heilwissen, Pflanzenheilkunde, Homöopathie und Aromakunde*, Kosmos, Stuttgart, 2015.

Dr Qing Li, *Shinrin-yoku. L'art et la science du bain de forêt*, First éditions, 2018.

Thich Nhat Hanh, *Das Glück, einen Baum zu umarmen. Geschichten von der Kunst des achtsamen Lebens*, Goldmann, München, 1997.

Pour d'autres détails sur le sujet, voir l'article de :

Hansen, M. M., Jones, R., Tocchini, K., « *Shinrin-yoku* (Forest Bathing) and Nature Therapy : A State-of-the-Art Review. » in *International Journal of Environmental Research and Public Health*, 2017, 14(8), 851 ; www.mdpi.com/1660-4601/14/8/851/htm

Bettina Lemke est écrivain, éditrice, maître de conférences et traductrice. Depuis de nombreuses années, ses écrits traitent de la sagesse orientale. *Le Bouddhiste de poche* et *Le Livre de l'Ikigai* ont remporté un franc succès. Elle partage sa vie entre le sud de Munich, où elle passe régulièrement du temps dans la forêt bavaroise, et l'Irlande.

Ouvrage publié sous la direction de Laure Paoli

Traduction: Dominique Autrand

Réalisation éditoriale: Myrtille Chareyre

Conception graphique de l'intérieur: Guter Punkt, München
Adaptation et mise en pages: Bénédicte Chantalou (Yuruga)
Conception graphique de la couverture: Claire Morel Fatio

Crédits images:
Feuilles et branches d'aiguille: Vect0r0vich/Thinckstock
pp. 12 et 174: nikitinaolga/Thinckstock
pp. 42 et 50: enot-poloskun/gettyimages
pp. 55 et 128: rolandtopor/Thinckstock
p. 68: Pingwin/Thinckstock
pp. 80, 128 et 138: tigerstrawberry/Thinckstock
pp. 98 et 168: ok-sana/Thinckstock
p. 106: polygraphus/Thinckstock
p. 118: Nanashiro/Thinckstock

Impression: Normandie Roto s.a.s. en octobre 2018

Éditions Albin Michel
22, rue Huyghens, 75014 Paris
www.albin-michel.fr

ISBN 978-2-226-43864-5
N° d'édition: 23247/01 – N° d'impression: 1803897
Dépôt légal: octobre 2018 – Imprimé en France